70 лучших рецептов хлеба без глютена. Полезно, вкусно, просто.

Anna Benke

Published by Anna Benke, 2018.

70 ЛУЧШИХ РЕЦЕПТОВ ХЛЕБА БЕЗ ГЛЮТЕНА. ПОЛЕЗНО, ВКУСНО, ПРОСТО.

First edition. February 5, 2018.

Copyright © 2018 Anna Benke.

ISBN: 979-8227296375

Written by Anna Benke.

70 лучших рецептов хлеба без глютена

Полезно, вкусно, просто
Анна Бенке
Written and cover by Anna Benke
Illustrations by Anna Benke
Copyright 2017 Anna Benke. All rights reserved.
Smashwords Edition

Содержание

Предисловие

Если вы открыли эту книгу, то скорее всего, страдаете чувствительностью к глютену, либо знаете какой вред он наносит организму.

Сравнительно недавно появилась информация о том, что глютен отрицательно влияет на здоровье любого человека, даже не страдающего целиакией или аллергией на глютен.

И все из-за того, что коварный белок, входящий в состав самых популярных зерновых культур, обладает одним очень нехорошим свойством. Попадая в желудочно-кишечный тракт, глютен накапливается на стенках кишечника, мешая выполнять его главные функции — переваривать пищу и усваивать полезные вещества и витамины.

А последние исследования подтвердили тот факт, что глютен оказывает негативное влияние на весь человеческий организм — а не только на работу желудочно-кишечного тракта.

Глютен может вызвать: снижение иммунитета; сбой в обмене веществ; изменения в гормональном фоне; повышение давления и уровня сахара; нарушения в работе мозга, вплоть до болезни Альцгеймера; развитие экземы, дерматита и грибковых инфекций; появление прыщей и угрей; и многие другие проблемы, включая увеличение риска возникновения онкологических заболеваний.

С какими продуктами этот монстр попадает в организм?

Чаще всего глютен попадает в наш организм с хлебобулочными изделиями.

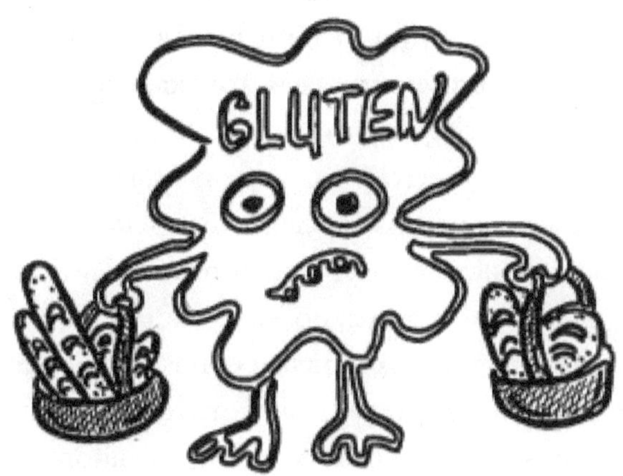

Однако, глютен содержится не только в выпечке. Сегодня его специально извлекают из злаковых, и используют в качестве консерванта или загустителя при производстве практически всех готовых продуктов питания и полуфабрикатов, косметики и лекарств.

Иными словами — глютен вездесущ. Поэтому большая часть населения не по своей воле ежедневно употребляет его в огромных количествах, подвергая свое здоровье и жизнь большому риску.

В свете вышеизложенного я даже не знаю огорчаться мне или радоваться, что у меня чувствительность к глютену. Скорее, радоваться. Ведь, благодаря этому обстоятельству три года назад я исключила из рациона почти все готовые продукты и полуфабрикаты, продающиеся в супермаркетах, включая хлеб.

О чем не жалею — глютен больше не угрожает моему здоровью. Хотя, в начале было нелегко. Неоднократно нарушала диету, после чего состояние здоровья резко ухудшалось, что лишний раз доказывало — переход на рацион без глютена был правильным решением.

Теперь, спустя несколько лет соблюдения диеты без глютена, могу точно сказать — она одна из самых полезных и вкусных. **Почти все привычные продукты и блюда, без которых трудно представить меню современного человека, можно приготовить без запрещенных ингредиентов.**

Но. Безусловно, краеугольный камень безглютеновой диеты — хлебобулочные изделия. Думаю, даже убеждена в том, что в диете без глютена большинство людей пугает отказ от выпечки.

Однако, не все так безнадежно, как кажется.

Если вы по состоянию здоровья или по собственному желанию соблюдаете диету без глютена, и не хотите вычеркивать из своей жизни выпечку, знайте — без вкусного, пышного и ароматного хлеба вы точно не останетесь.

Очень рада, что у меня есть возможность поделиться с вами полезными и простыми рецептами хлеба без глютена. Надеюсь, они придутся вам по душе. А советы и рекомендации, приведенные в книге, помогут избежать подвохов, подстерегающих большинство кулинаров при выпечке безглютенового хлеба.

Только без фанатизма! Не превращайте вашу кухню в пекарню. Ведь хлеб без глютена так же калориен, как обыкновенный хлеб.

А теперь перейдем к делу — выпечке безглютенового хлеба.

Глава 1. Выпечка хлеба без глютена — это легко!

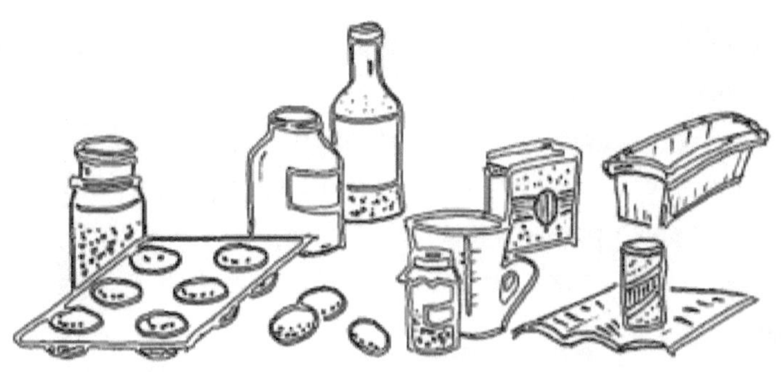

Три главных хлебобулочных вопроса

Вопрос: Зачем печь хлеб без глютена, если его можно купить в магазине?

Ответ: Это гораздо полезнее, вкуснее, дешевле и интереснее, чем покупать готовый.

Вопрос: Можно ли испечь вкусный и пышный хлеб без глютена в домашних условиях?

Ответ: Да! Вкусный, пышный и ароматный безглютеновый хлеб без проблем можно сделать дома своими руками — в духовке или хлебопечке.

Вопрос: В чем лучше выпекать хлеб без глютена — в хлебопечке или духовке?

Ответ: На ваше усмотрение! У каждого способа выпечки есть свои преимущества.

Главное достоинство хлебопечки в том, что выпечка хлеба не требует, практически, никаких усилий с вашей стороны.

Хлебопечка все сделает без вашего вмешательства. И тесто замесит и хлеб испечет... От вас требуется только "закинуть" в нее нужные ингредиенты. Даже если в программе нет нужного режима выпечки для конкретного сорта хлеба! Подходящий режим легко найти путем экспериментирования. А некоторые хлебопечки позволяют создавать собственные программы для выпечки хлеба.

Что касается духовки, то по моему мнению, в духовом шкафу испечь хлеб почти также легко, как и в хлебопечке. Разница только во временных затратах.

Кстати, по мнению большей части хозяек, хлеб в духовке получается вкуснее, чем в хлебопечке. И я к ним присоединяюсь — мне тоже больше нравится хлеб их духовки. Он более натуральный.

Думаю, хлебопечку стоит использовать только при нехватке времени.

В остальных случаях, если жизненный уклад и обстоятельства позволяют и, конечно же, если есть желание — пеките хлеб в духовке.

Сразу хочу заметить, что тесто для выпекания хлеба в духовке вам не придется вымешивать вручную 2-3 часа. Достаточно 5-10 минут. Безусловно, понадобится еще некоторое время для того, чтобы тесто поднялось или «отдохнуло» — если это предусмотрено рецептом. Иногда для этого необходимо 2-3 часа. Но, в большей части рецептов для этого требуется всего 20-30 минут. И, примерно, 35-60 минут занимает процесс выпекания.

Рецепт — это просто «дорожная карта»

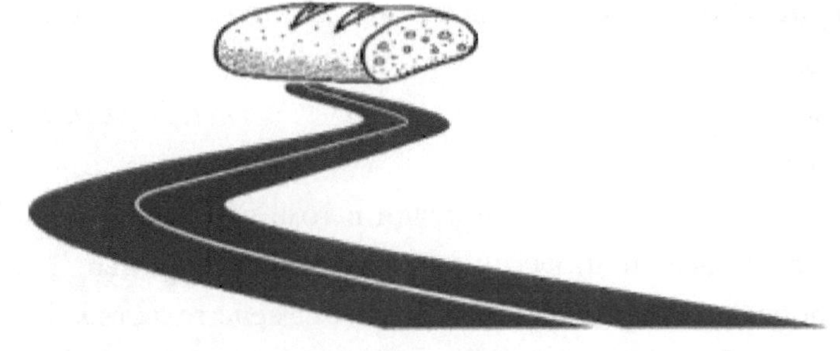

Рецепт — ваша «дорожная карта», вкусный и ароматный хлеб без глютена — ваша цель.

Вы можете дополнять и менять «дорожную карту-рецепт» на свое усмотрение, главное — достичь цель.

Кстати, в классическом рецепте хлеба всего пять ингредиентов — мука, вода, дрожжи, соль и сахар. Конечно же, есть рецепты с гораздо большим количеством ингредиентов и замысловатым процессом приготовления. Однако, не стоит усложнять себе жизнь, и без оглядки следовать всем предписаниям.

В особенности это касается количества ингредиентов безглютенового хлеба, потому что мучные смеси без глютена, даже одного производителя, могут значительно отличаться свойствами и характеристиками.

Что говорить о смесях, приготовленных самостоятельно? А ведь именно они используются для выпекания безглютенового хлеба в большинстве случаев. Почему? Потому что это позволяет значительно снизить себестоимость хлеба, и открывает широкие возможности для экспериментирования.

Не бойтесь экспериментировать!

Помните о том, что количество ингредиентов в рецептах всегда примерное, так как невозможно точно определить сколько жидкости впитает в себя конкретный состав сухих ингредиентов. Подогнать количество в точности просто невозможно, потому что качественные характеристики, казалось бы одинаковых ингредиентов, могут значительно отличаться.

Так что рецепты с «точным» количеством ингредиентов — фантастика!

К тому же, несмотря на все усилия, точное следование рецепту не всегда является гарантией выпечки вкусного и ароматного хлеба с желаемой текстурой.

Поэтому, не бойтесь добавить воду, муку или другой ингредиент, если того требует консистенция теста.

Вернуться к Содержанию

Глава 2. Часто задаваемые вопросы о выпечке хлеба без глютена

Где взять муку и мучные смеси без глютена?

Муку без глютена (рисовую, кукурузную, овсяную, гречневую и т.д.) можно купить:

- В обычном магазине или супермаркете. Как правило, в магазинах такая мука продается в тех же отделах, что и обыкновенная. В некоторых супермаркетах муку без глютена выставляют на полки в специальных отделах, отведенных продуктам без глютена.

- В магазине, специализирующемся на продаже продуктов без глютена, экологически чистых продуктов или просто продуктов для здорового образа жизни.

- В интернет-магазине. Наберите в поисковой строке — "купить муку без глютена" или "купить рисовую (кукурузную, гречневую и т.д.) муку". Не забудьте приписать в каком городе вы хотите сделать покупку. Далее выберите понравившийся интернет-магазин, который занимается распространением продукции в вашем регионе.

- Муку и мучную смесь без глютена можно приготовить самостоятельно, купив крупы без глютена — рисовую, гречневую, пшенную и другие. Для перемалывания круп вам потребуется специальный миксер, мощная кофемолка или ручная мельница.

Как видите, муку и смеси можно без проблем приобрести в магазинах, или сделать самостоятельно.

Однако, в начале лучше выпекать хлеб из готовой муки, купленной в магазине. В ней уже содержится необходимая доля крахмала и некоторых специальных натуральных ингредиентов, делающих тесто эластичным, а выпечку пышной.

Когда появится опыт, вы сможете выпекать хлеб из смесей, приготовленных в домашних условиях. Для этого подойдут любые виды муки и крахмала без глютена.

Как разобраться с мерными системами?

Если вы любите готовить по рецептам кулинаров разных стран мира, информация приведенная ниже поможет вам разобраться в тонкостях мерных систем.

Чашки, стаканы, кварты, пинты, унции и граммы

- Американская чашка —250 г
- Английская чашка — 280 г
- Граненый стакан — 200 г
- Тонкий стакан — 250 г
- Кварта — 950 г
- Пинта — 470 г
- Унция — 30 г.

Вот соотношение чашки со столовой ложкой, чайной ложкой и объемом в миллилитрах

Чашка	Столовая ложка	Чайная ложка	Объем, мл
1	16	48	240
3/4	12	36	180
2/3	11	32	160
1/2	8	24	120
1/3	5	16	80
1/4	4	12	60
1/8	2	6	30

А вот соотношение объема в мл с чайной ложкой, столовой ложкой, стаканом и щепоткой

1 чайная ложка	5 мл	
1 столовая ложка	15 мл	3 чайных ложки
4 столовых ложки	60 мл	
5 столовых ложек + 1 чайная ложка	80 мл	
8 столовых ложек	125 мл	½ стакана
1 стакан	250 мл	
4 стакана	1000 мл	1 л
щепотка	менее 1 мл	менее 1/8 чайной ложки

Ниже вы найдете таблицы соотношения мер и весов для круп, муки, сахара, соли и т.д.

Из них вы узнаете сколько граммов продукта помещается в той или иной емкости (чайной ложке, столовой ложке или стакане).

Мука и крупы

Название продукта	Грамм в чайной ложке	Грамм в столовой ложке	Грамм в стакане (200 мл)	Грамм в стакане (250 мл)
Мука (мучная смесь)	4-5	18-20	140-160	160-200
Крахмал	4	16	150	180
Крупа овсяная	5	18	130	170
Овсяные хлопья — геркулес	3	12	70	90
Крупа кукурузная	6	20	145	180
Рис	5	20	190	230

Жидкие ингредиенты

Название продукта	Грамм в чайной ложке	Грамм в столовой ложке	Грамм в стакане (200 мл)	Грамм в стакане (250 мл)
Вода	5	20	200	250
Уксус	5	20	200	250
Сок и столовое вино	5	20	200	250
Растительное масло	4-5	15-20	180	225
Яичные белки	-	-	9 штук	11 штук
Яичные желтки	-	-	10 штук	12 штук
Целые яйца	-	-	4 штуки	6 штук
Мед	7	28	280	350
Варенье	20	45	-	-

Сыпучие ингредиенты

Название продукта	Грамм в чайной ложке	Грамм в столовой ложке	Грамм в стакане (200 мл)	Грамм в стакане (250 мл)
Сахар	4-5	20	180	220
Сахарная пудра	10	25	140	190
Сода	12	28	-	-
Какао	15	5	-	-
Сухари панировочные	3	12	110	130
Соль	24-30	6-8	250	320
Лимонная кислота	25	8	-	-
Молотый перец	5	-	-	-
Молотая корица	8	-	-	-
Молотая гвоздика	3	-	-	-

Семена, орешки, сухофрукты

Название продукта	Грамм в чайной ложке	Грамм в столовой ложке	Грамм в стакане (200 мл)	Грамм в стакане (250 мл)
Мак	15	4	120	155
Изюм	25	-	130	165
Измельченный арахис	8	25	140	175
Измельченные грецкие орехи	6-7	20	120	140
Измельченный миндаль	10	30	130	160
Кедровые орешки	4	10	110	140
Измельченные лесные орехи	10	30	130	170

Рекомендация. *Сведите к минимуму сложную арифметику, облегчите себе жизнь — купите универсальный мерный стаканчик объемом 250 мл, 500 мл или 1 литр с делениями для жидких и сыпучих продуктов!*

Какие дрожжи использовать для выпекания хлеба без глютена?

На эту тему идут постоянные споры. Одни хозяйки считают, что нет ничего лучше свежих дрожжей. Другие предпочитают исключительно сухие дрожжи.

В чем разница?

Сухие дрожжи менее прихотливы, чем свежие, что особенно важно для начинающих пекарей. Сухие дрожжи не очень чувствительны к температурному режиму и консистенции теста. Если будут какие-то «нарушения», это не погубит выпечку. Хотя качество может немного пострадать.

Свежие дрожжи, в свою очередь, имеют массу достоинств. Они дают больше возможностей для экспериментов с плотностью и клейкостью теста, толщиной корочки и пышностью готового хлеба.

Одним словом, начинать лучше с сухих дрожжей, а приобретя опыт, можно смело переходить на свежие дрожжи.

Важно. *Главное — покупайте дрожжи с маркировкой — без глютена, gluten free! Дело в том, что большая часть производителей в качестве питательной среды для получения дрожжей использует ингредиенты, содержащие глютен.*

Какие дополнительные ингредиенты можно добавлять в безглютеновый хлеб?

Ограничений нет. Экспериментировать можно с самыми разными ингредиентами — фруктами, овощами, орешками, семенами, сухофруктами, травами, специями, приправами, кореньями и т.д.

Главное, чтобы они гармонировали.

В какой форме лучше печь хлеб?

Есть виды хлеба, которые пекутся без формы — на противне, застеленном бумагой для выпечки или фольгой.

Но, если требуется форма, то на мой взгляд, нет ничего лучше силиконовой:

- Тесто никогда не прилипнет к стенкам силиконовой формы.
- В процессе выпекания края формы легко отодвинуть и посмотреть бока хлеба (не подгорел ли и т.д.).

- В конце выпекания хлеб легко достать из формы.

Изготавливаются такие формы из того же материала, что и медицинские имплантаты. Поэтому они абсолютно безвредны в использовании. Главное — покупайте формы известных производителей.

Как пользоваться силиконовой формой?

Расскажу вам о своем опыте.

Перед тем, как заливать тесто в форму, ставлю ее на противень.

Для этой цели беру противень из толстого стекла. Кладу на дно противня лист фольги — так чтобы на него можно было поставить форму, а оставшейся частью фольги накрыть форму сверху.

Делаю так, чтобы хлеб не подгорел — ни снизу, ни сверху. Помогает.

Затем ставлю противень с формой в уже разогревшуюся духовку.

Время выпечки зависит от консистенции теста и размера формы (мне нравится форма размерами — 30-11-7, длина, ширина, глубина). Чем больше форма, чем плотнее тесто и чем больше в нем ингредиентов, тем больше время выпекания. Да и духовка духовке рознь.

Рекомендую в первое время контролировать процесс выпекания более внимательно. Это позволит вам точно определить время, необходимое для выпекания хлеба в вашей духовке. Обычно этот процесс занимает 40-60 минут.

С чего начать?

Начинать лучше всего с простого рецепта. Гораздо меньше шансов испортить выпечку. При выпечке любого хлеба — с глютеном и без глютена могут случиться самые разные недоразумения и казусы.

С какими проблемами придется столкнуться?

У начинающих пекарей проблемы могут возникнуть на любой стадии приготовления хлеба без глютена — при замесе теста и выпекании. Будьте готовы к возможным неудачам. Тем более, что хлеб без глютена — продукт специфический.

Как правильно подготовить муку?

Самое первое, что необходимо сделать, чтобы не испортить хлеб — это просеять муку. Благодаря этой процедуре хлеб будет более мягким, пышным и ароматным.

Что может случиться при замесе теста?

«Убить» хлеб на стадии замеса довольно сложно — но при желании можно. А желание чаще всего возникает только одно — подсыпать побольше муки, чтобы тесто не прилипало к рукам или рабочей поверхности.

Важно. *Тесто прилипает к рукам не потому что не хватает муки, а потому — что ему не хватает воздуха! Для этого и необходим процесс вымешивания теста. Не тревожьтесь, что тесто в начале липнет к рукам, емкости или столу, продолжайте вымешивать.*

Муку сверх количества, прописанного в рецепте, добавляйте постепенно — через 5 минут вымешивания. После замеса уложите тесто в форму и поставьте (даже недрожжевое тесто) в теплое место без сквозняков на 20-30 минут. Да! Тесто любит воздух, но не любит сквозняков.

Не беспокойте тесто по пустякам. Не стоит все время проверять — как оно там. На полчаса забудьте о его существовании.

Кстати, существует очень много рецептов хлеба без глютена, в которых тесто не нужно вымешивать до состояния «не прилипания к рукам». Ингредиенты для выпечки такого хлеба просто хорошо смешиваются, тесто сразу выкладывается в форму и выпекается хлеб.

Что может случиться при выпекании хлеба?

Если хлеб выпекается в хлебопечке, то от вас мало что зависит. Необходимо только правильно выбрать режим выпекания, время выпекания, режим для корочки и другие настройки, в зависимости от хлебопечки.

А вот, что касается духовки:

- Хлеб без глютена любит погорячее. Поэтому, прежде чем отправить хлеб в печку, разогрейте духовку посильнее. Температура должна быть не менее 180-200°С. Для некоторых видов хлеба требуется даже более высокая температура — 220-250°С.

- Хлеб может «лопнуть», «разорваться» и «потрескаться» в самом неподходящем месте, от чего потеряет форму. Поэтому не забудьте сверху заготовки сделать ножом неглубокие насечки. Так вы определите место, где хлеб «откроется», и сохраните его форму. Можно сделать несколько насечек по диагонали, можно сделать одну посередине.

- Хлеб может «сжаться» и «опуститься», если вы будете слишком часто открывать духовку, чтобы проверить готовность. Поэтому выдержите положенные стандартные 35 минут (меньше или больше в зависимости от рецепта), и только потом открывайте духовку для контроля готовности.

__Важно.__ Чтобы хлеб получился более нежным, можно одновременно с ним поставить на самый низ духовки небольшой противень с водой.

Как проверить готовность хлеба?

Хлеб должен покрыться румяной корочкой.

После рекомендуемого в рецепте времени выпекания, либо чуть-чуть раньше, можно проткнуть хлеб тонкой деревянной палочкой. Многие используют для этого деревянные зубочистки.

Если палочка останется чистой и на нее не налипнет тесто, значит хлеб готов.

Недрожжевой хлеб можно проверить и еще одним способом. Он становится плотным. Это легко определяется нажатием сверху.

Когда доставать хлеб из духовки?

Не спешите доставать хлеб из духовки после выпекания. Он должен дозреть! Оставьте его немного остыть в выключенном духовом шкафу.

Как хранить готовый хлеб?

Без специальных ухищрений домашний хлеб может храниться 2-3 дня.

Единственное, что я делаю — это накрываю посуду (простую стеклянную продолговатую вазочку), в которой хранится хлеб, бумажной салфеткой.

Лучше всего не делать домашний хлеб впрок. Самый вкусный хлеб — это свежий хлеб. Тем более, что хлеб без глютена черствеет быстрее хлеба с глютеном.

Если не удержались и напекли много хлеба, его можно герметично упаковать и положить на хранение в холодильник.

Для информации. *Хлеба, испеченного в форме 30-11-7, хватит на пару дней семье из 3 человек. И это в том случае, если подавать его на завтрак, обед и ужин. По кусочку. Хлеб получается таким сытным, что употреблять его в большем количестве не стоит. Можно легко набрать лишние килограммы.*

Вернуться к Содержанию

Глава 3. Мука и мучные смеси без глютена

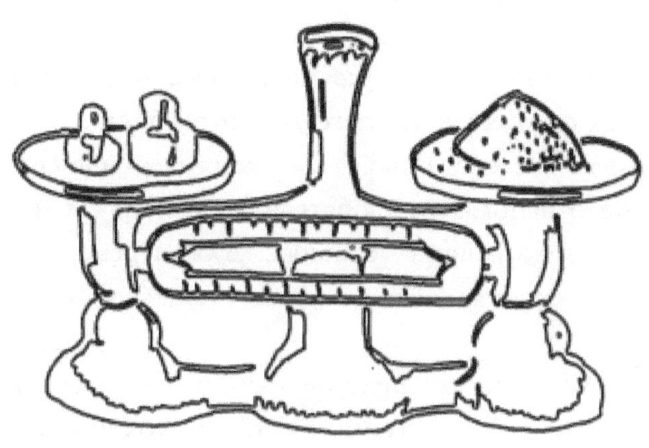

Мука или мучная смесь — что лучше?

Лучше всего для выпекания хлеба использовать смеси. А начинающим пекарям, помимо этого, рекомендуется использовать готовые покупные смеси, так как они обладают всеми необходимыми качествами для выпечки «правильного» хлеба.

В состав готовых смесей, продающихся в магазинах, могут входить:

- мука из белого риса
- мука из коричневого риса
- овсяная мука
- мука из пшена
- гречневая мука
- мука сорго
- кокосовая мука
- ореховая мука
- мука из сои
- мука из нута и чечевицы
- мука из киноа и амаранта
- ксантановая или гуаровая камедь (пищевые добавки из

натурального сырья).

Если ваш организм не усваивает овес и плохо переносит камедь, перед тем как купить смесь, изучите состав.

Если у вас уже есть опыт в выпекании домашнего хлеба без глютена, смело используйте собственные смеси. Их можно легко приготовить в домашних условиях. Для перемалывания круп приобретите специальный сильный миксер или мощную кофемолку.

Можно, конечно, воспользоваться ручной мельницей или ступкой. В этом случае у вас получится настоящая мука грубого помола ручной работы!

В специальном миксере или кофемолке крупа перетирается мельче всего, превращаясь в мягкую муку магазинного качества.

Для информации. При перемалывании круп в миксере и кофемолке вы легко можете регулировать качество помола. Если хотите получить муку грубого помола, сократите время перемалывания. Если хотите получить муку магазинного качества, увеличьте время перемалывания.

Какие ингредиенты чаще всего используются для составления домашних смесей?

Приведу наиболее популярные ингредиенты. Экзотичные ингредиенты без глютена включайте в смеси для разнообразия. В зависимости от своих возможностей, вкусовых предпочтений и пожеланий.

Обычно для выпечки безглютенового хлеба используются:

- мука из белого риса,
- мука из коричневого риса,
- картофельная мука,
- кукурузная мука,
- гречневая мука,
- мука из пшена,

- соевая мука,

- овсяная мука,

- мука из семян льна,

- картофельный крахмал,

- кукурузный крахмал.

Если вы страдаете целиакией, аллергией или чувствительностью к клейковине, помните о том, что продукты из овса (крупа и мука) могут содержать глютен.

Это связано с тем, что производители часто обрабатывают овес на том же оборудовании, что и пшеницу. Будьте осторожны. Покупайте овсяную муку и крупу с маркировкой — без глютена, gluten free.

Важно. *Случается, что «чистый» овес без глютена тоже вызывает симптомы целиакии, аллергии на глютен и чувствительности к глютену. Это происходит из-за белка авенина, содержащегося в овсе и схожего по строению с глютеном. Если ваш организм не принимает «чистый» овес, замените овес в рецептах на другой ингредиент без глютена.*

Если вы не страдаете непереносимостью к глютену и придерживаетесь диеты без глютена в оздоровительных целях, боятся нечего. К тому же, хлеб из овсяной муки и цельных овсяных хлопьев очень вкусный.

В качестве загустителя для выпечки хлеба можно использовать камедь (гуаровую или ксантановую) или обыкновенный желатин.

Обычный пекарский порошок лучше обойти стороной, потому что он может содержать крахмал неизвестного происхождения. Тем более, что вы легко можете приготовить "домашний пекарский порошок" самостоятельно — возьмите одну часть соды, одну часть лимонной кислоты и две части разрешенной муки.

Самая простая смесь без глютена готовится из рисовой муки и двух видов крахмала — картофельного и кукурузного.

Состав смеси на 3 стакана:

- рисовая мука 1,5 стакана
- картофельный крахмал 9 ст.л.
- кукурузный крахмал 3 ст.л.

Внимание! *В рецептах мучных смесей используется мерный стакан объемом 250 мл.*

А вот более «сложная» смесь без глютена с мукой из коричневого и белого риса.

Состав смеси на 4 стакана:

- мука из коричневого риса 1,5 стакана
- мука из белого риса 1,5 стакана
- картофельный крахмал 1 стакан

Если говорить откровенно, я не всегда точно придерживаюсь рецептов, и составляю смеси "на глаз".

Чаще всего готовлю «быстрый» недрожжевой хлеб, который готовится без долгих ожиданий — пока тесто «подойдет». Дополнительно всегда добавляю в тесто разные семена и сухофрукты. Экспериментирую. Получается очень вкусно.

Хочу отметить тот факт, что «быстрый» хлеб — другой, не привычный. Он очень плотный. Из батона такого самодельного хлеба не скатаешь шарик величиной с маленькое яблоко. Хлеб получается действительно настоящий — плотный, ароматный, вкусный и полезный.

Конечно же, бывает, что хочется обычного мягкого хлеба. В этом случае следую соответствующим рецептам.

Но, отъевшись, возвращаюсь к своему любимому "быстрому" хлебу.

Который, кстати, можно готовить из любой муки и мучной смеси без глютена!

Как правильно использовать безглютеновую муку и безглютеновые мучные смеси?

- Тесто из кукурузной муки хуже всех поднимается на дрожжах. Оно будет подниматься гораздо лучше, если в состав ингредиентов для выпечки хлеба включить соду и яичные белки.

- Чтобы хлеб из кукурузной муки был пышнее и мягче смешайте кукурузную муку с кукурузным крахмалом или соевой мукой в пропорции 2:1. В любом случае кукурузную муку лучше использовать для приготовления плотного хлеба, а не пышного.

- Для выпечки белого хлеба лучше использовать смесь рисовой и кукурузной муки в пропорции 1:1. Такая смесь хорошо поднимается на соде гашенной соком лимона или яблочным уксусом.

- Соевая мука хорошо поднимается и на соде, гашеной уксусом или соком лимона, и на дрожжах. Помимо этого, хлебу из соевой муки легко придать любую форму. Для выпечки хлеба желательно использовать смесь соевой муки с кукурузным крахмалом в пропорции 1:1.

- Если хотите приготовить безглютеновый хлеб по рецепту обыкновенного хлеба с глютеном, лучше всего используйте готовую магазинную смесь без глютена. В тесто добавьте яйцо или немного больше соды, чем в рецепте.

- Хлеб из гречневой муки лучше готовить из смеси гречневой муки с картофельным крахмалом в пропорции 2:1. Хлеб, приготовленный с использованием только одной гречневой муки, будет слишком рассыпчатым.

- Как хранить мучные смеси без глютена? Храните смеси в герметично закрывающейся посуде, как и обыкновенную муку.

Вернуться к Содержанию

Глава 4. Кухонный инвентарь для выпечки хлеба без глютена

Для выпечки хлеба вам понадобится, практически, тот же кухонный инвентарь, что и для выпечки обыкновенного хлеба.

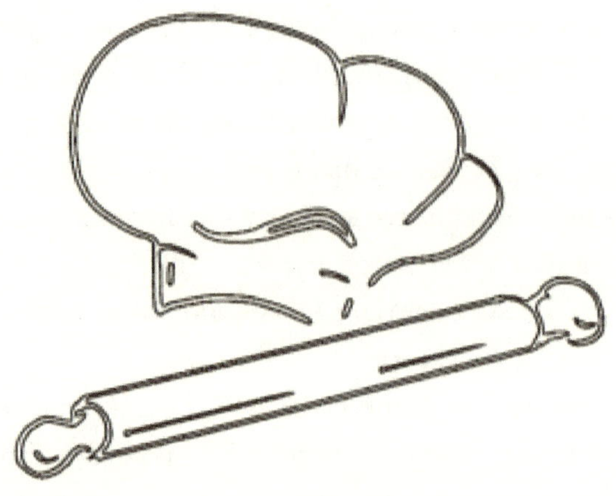

Весы, мерные кружки, мерные ложки

Количество ингредиентов в рецептах безглютенового хлеба — условно. Строгое следование указанным количествам даже не рекомендуется. Однако, даже в экспериментировании стоит знать меру. Использование более-менее точного количества ингредиентов, указанных в рецепте — залог успеха при выпечке хлеба без глютена.

Поэтому лучше обзавестись специальными кулинарными весами, мерными кружками и мерными ложками с различной мерной системой. Это позволит вам приготовить вкусный, пышный и ароматный хлеб по кулинарным рецептам разных стран.

Миски

Без посуды для смешивания, перемешивания и взбивания при приготовлении хлеба не обойтись. Желательно, чтобы на кухне всегда были — миски из нержавеющей стали и пластиковые миски. Проще всего сразу купить два набора и тех и других мисок — разного размера.

Сито

Очень важный предмет! Чтобы хлеб получился вкусным и пышным, любую муку и мучную смесь (покупную или сделанную самостоятельно) необходимо перед замешиванием теста просеять.

Скалка

Скалка понадобится для приготовления тонких видов хлеба — лаваша и некоторых других. Желательно обзавестись несколькими скалками — деревянной, из нержавеющей стали и пластиковой (внутрь которой заливается вода — холодная и теплая, в зависимости от вида теста).

Ложки, ложечки и лопаточки

Каждый рецепт безглютенового хлеба предусматривает перемешивание или взбивание ингредиентов.

Поэтому лучше сразу приобрести ложки, ложечки и лопаточки разного размера и из разных материалов:

- Металлические и тефлоновые — для перекладывания готового хлеба с противня на блюдо.
- Деревянные для замешивания, перемешивания и взбивания теста.
- Силиконовые для собирания остатков теста с посуды (в которой оно перемешивалось), для разравнивания теста в форме и для разделения теста на несколько частей.

Кисточки и венчик

Кисточки необходимы для смазывания теста перед выпечкой — растительным маслом или взбитым яйцом.

Мне очень нравятся силиконовые кисточки. Они очень удобны и легко чистятся.

Венчик понадобится для промежуточного взбивания некоторых ингредиентов теста.

Формы для теста

Некоторые виды хлеба (в частности итальянская чиабатта) выпекаются без формы — на противне, покрытом бумагой для выпечки.

Но есть достаточно много видов хлеба, которые лучше выпекать в специальной форме — металлической, тефлоновой или силиконовой. Все зависит от ваших предпочтений.

Однако у металлических и тефлоновых форм есть недостатки. Хлеб в них чаще пригорает, его неудобно доставать и уход за ними достаточно трудоемкий.

Мне больше нравятся силиконовые формы — настоящее чудо современной кулинарии. Они удобны во всем — в выпечке, уходе и хранении.

Хлеб в них выпекается быстрее, не пригорает, его легко проверить на готовность во время выпекания (отогнув края формы), и достается он после выпечки без проблем (форма просто снимается и выворачивается наизнанку).

Силиконовые формы легко моются, не боятся температурных перепадов, не пригорают и, конечно же, не бьются.

Их можно использовать для выпекания и разогрева хлеба в микроволновке (главное, чтобы форма была сухой), а также для хранения продуктов в холодильнике (муссов, желе и т.д.) и замораживания продуктов в морозилке (теста, мороженого и т.д.).

Одну и ту же форму можно использовать для выпекания хлеба больше тысячи раз.

В продаже есть большой выбор форм — разной величины (глубины, высоты и ширины). И сами формы имеют «разную форму» — круглую, квадратную, овальную и т.д.

Главное преимущество силиконовых форм — экологическая чистота, так как делаются они из специального медицинского силикона. При этом служат также долго, как металлические.

Как пользоваться силиконовой формой?

Новую форму хорошо вымойте мягкой губкой, используя обычное моющее средство. При первом использовании смажьте форму любым растительным маслом. В дальнейшем масло можно больше не использовать.

Выпекайте хлеб в силиконовой форме при обычной температуре, указанной в рецепте. Но проверяйте готовность на 5-10 минут раньше, так как хлеб выпекается в силиконовых формах быстрее, чем в металлических.

Внимание!

- *Никогда не ставьте силиконовую форму на источник нагрева — только на противень.*
- *Никогда не разрезайте выпечку ножом прямо в форме.*
- *Никогда не используйте для ухода жесткие щетки и агрессивные моющие средства.*

Как выбрать форму?

Покупая форму, изучите документы, касающиеся материала. Силикон должен быть специальным — медицинским без вредных примесей, а не санитарным или строительным!

Купить форму можно в обычном магазине или интернет-магазине.

Миксер или кухонный комбайн

Все этапы приготовления теста можно выполнить вручную. Но, комфортнее использовать миксер или кухонный комбайн. С их помощью вы сможете легко и быстро приготовить тесто.

Вернуться к Содержанию

Глава 5. Хлебопечка

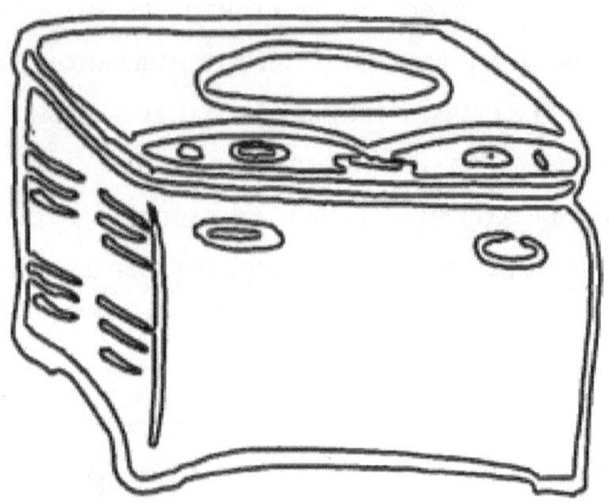

Что касается хлебопечки, то здесь все зависит от ваших возможностей и пожеланий. Можете быть уверены в том, что абсолютно все рецепты для выпечки хлеба в хлебопечке подойдут и для вашего устройства.

Стоят хлебопечки сравнительно недорого. Окупаются быстро. Цены на хлеб без глютена в супермаркетах — тому доказательство.

В результате — на столе у вас всегда будет свежевыпеченный безглютеновый хлеб с хрустящей корочкой.

Стандартный набор операций и режимов в хлебопечке

Хлебопечки разных производителей отличаются совсем немного. Стандартный набор операций, которые выполняет хлебопечка, выглядит следующим образом:

- Предварительный замес. Во время этой операции до состояния однородной массы замешивается тесто.
- Пауза. Эта операция необходима для созревания (набухания) теста.
- Замес. Основная цель замеса — получение однородного

эластичного теста без комочков.

- Первое поднятие. Эта операция необходима для поднятия теста.
- Выход газов. Во время этой операции проводится быстрый повторный замес с целью удаления лишнего воздуха и улучшения структуры теста.
- Второе поднятие. Благодаря этой операции тесто для хлеба становится более эластичным, а хлеб более вкусным и ароматным.
- Выпечка. Происходит выпечка хлеба.

Стандартный набор режимов хлебопечки может незначительно отличаться у различных производителей:

- Быстрая выпечка
- Экспресс-выпечка
- Степень поджаристости корочки
- Замешивание теста
- Выпечка (Основной режим)
- Диетический хлеб
- Выпечка без глютена
- Кекс
- Сдобная выпечка.

Как правильно закладывать ингредиенты в хлебопечку?

У каждого производителя хлебопечек своя последовательность закладки ингредиентов. У кого-то необходимо в начале закладывать сухие ингредиенты, а потом жидкие. У кого-то наоборот. Старайтесь придерживаться инструкции, прилагаемой к хлебопечке.

Внимание. *Не забудьте перед замесом теста вставить нож для замеса. Не забудьте вытащить нож до включения режима выпечки.*

Как правильно пользоваться единицами измерения в рецептах для хлебопечек?

Помните о том, что количество каждого ингредиента в рецептах безглютенового хлеба, так же, как и в рецептах обыкновенной выпечки, указано примерно. Вы можете немного отклоняться в ту или иную сторону.

Воспользуйтесь этим небольшим списком для выпечки безглютенового хлеба в хлебопечке:

- Вода 250 мл = 1 мерная чашка
- Вода 15 мл = 1 мерная столовая ложка
- Мука (мучная смесь) 150 г = 1 мерная чашка
- Мука (мучная смесь) 10 г = 1 мерная столовая ложка
- Сахар 15 г = 1 мерная столовая ложка
- Соль 8 г = 1 мерная чайная ложка
- Сухие дрожжи 4 г = 1 мерная чайная ложка
- Растительное масло 15 мл = 1 мерная столовая ложка.

Вернуться к Содержанию

Глава 6. Несколько особенностей и секретов выпечки хлеба без глютена

- Тесто для хлеба без глютена не ведет себя так, как обычное тесто. Оно может расплываться или быть слишком жестким. При приготовлении надо следить за тем, чтобы смесь получилась чуть более плотной, чем обычное тесто.

- Тесто не будет прилипать к рукам и рабочей поверхности, если периодически смазывать руки и рабочую поверхность растительным маслом.

- Если планируете добавить в тесто для выпечки ваниль — добавьте чуть больше обычного. Мука без глютена, даже нейтральная рисовая, имеет выраженный вкус. Добавление ванили помогает его смягчить. Это же касается и других добавок, специй и пряностей — корицы, мускатного ореха, меда и т.д.

- Растительное масло используйте рафинированное, не первого отжима. Это касается всех разновидностей масел, включая оливковое.

- Жидкости добавляйте в сухие ингредиенты постепенно,

чтобы тесто не получилось слишком жидким или наоборот — слишком плотным. И, конечно же, не паникуйте, если тесто получилось «неправильной» консистенции. Всегда можно добавить немного воды или муки.

- Первые 30 минут выпекания хлеба не открывайте духовку, а потом периодически проверяйте готовность.
- Не доставайте выпечку из духовки сразу же, как убедитесь в ее готовности. Просто приоткройте дверцу после отключения духовки и дайте хлебу «дозреть».
- И, конечно же, вынимайте выпечку сразу же, если она подгорела.
- У хлеба и выпечки без глютена сравнительно небольшой срок годности. Не пеките впрок! Либо храните изделия правильно — в холодильнике в герметичной упаковке, чтобы не впитывали в себя ароматы других продуктов.
- Хлеб, приготовленный с добавлением меда, семян, орехов и растительного масла — черствеет быстрее. Поэтому его лучше хранить не больше 2-3 дней даже в герметично закрытой упаковке.
- Хлеб без глютена лучше делать небольшого размера. Это связано с тем, что безглютеновому тесту необходимо больше времени для выпечки, и хлеб может подгореть. Хлеб небольшого размера пропекается быстрее и лучше, не успевая подгореть. Для выпечки безглютенового хлеба прекрасно подходят небольшие силиконовые и металлические формы.
- Не спешите избавляться от зачерствевшего безглютенового хлеба. Из него можно сделать панировочные сухари, которые пригодятся для панировки.

И, самое главное — не переживайте, если допустите ошибки. Так бывает почти всегда, когда берешься за что-то новое. Со временем вы станете настоящим профессионалом по выпеканию хлеба без глютена.

Вернуться к Содержанию

Глава 7. Состав безглютенового хлеба

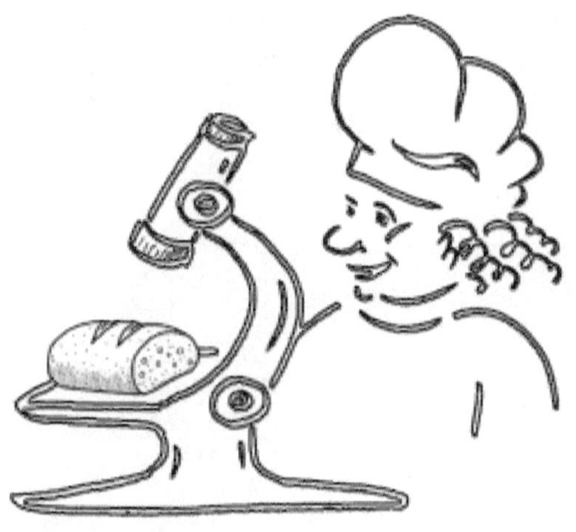

Состав домашнего хлеба без глютена зависит от составляющих тесто ингредиентов.

Вот посмотрите, к примеру, что входит в состав риса и гречки:

Информация на 100 г продукта	Рис	Гречка
Энергетическая ценность		
Калорийность	250-320 ккал	250-300 ккал
Белки	7,50-8,50 г	10-14 г
Жиры	1,50-2,80 г	3,00-3,50 г
Углеводы	50-75 г	50-60 г
Клетчатка	5-10 г	8-10 г
Зола	2-5 г	1,50-2,00 г
Крахмал	45-55 г	55-60 г
Витамины		
Каротин	0,01-0,10 мг	0,05-0,10 мг
B1	0,30-0,50 мг	0,40-0,50 мг
B2	0,10-0,30 мг	0,20-0,30 мг
B6	0,15-0,25 мг	0,25-0,45 мг
PP	2,50-4,50 мг	5,50-7,50 мг
E	1,00-1,50 мг	0,80-1,00 мг
Минеральные вещества		
Натрий	10-25 мг	2-3 мг
Калий	300-350 мг	320-380 мг
Кальций	40-70 мг	20-30 мг
Магний	115-125 мг	150-200 мг
Фосфор	320-420 мг	300-320 мг
Железо	2,00-3,00 мг	6-8 мг

А ведь в тесто, помимо муки, крахмала и круп, как правило, добавляется много полезных и питательных продуктов,— яйца, растительные масла и т.д.

"Среднестатистический" химический состав хлеба может выглядеть следующим образом:

- Клетчатка.
- Крахмал.
- Углеводы.
- Белок.
- Жиры.
- Аминокислоты.

- Витамины: А, С, Е, Н, РР и витамины группы В.
- Минералы: калий, кальций, магний, натрий, селен, марганец, медь, цинк, железо, фосфор и многие др.

***Для справки.** Как правило, домашний хлеб без глютена содержит меньше калорий, чем обыкновенный хлеб. Однако, он все равно считается калорийным продуктом. В среднем, на 100 грамм домашнего безглютенового хлеба, приходится 150-300 ккал. Чтобы не набрать лишний вес, хлебом без глютена не стоит злоупотреблять, так же как и обыкновенным.*

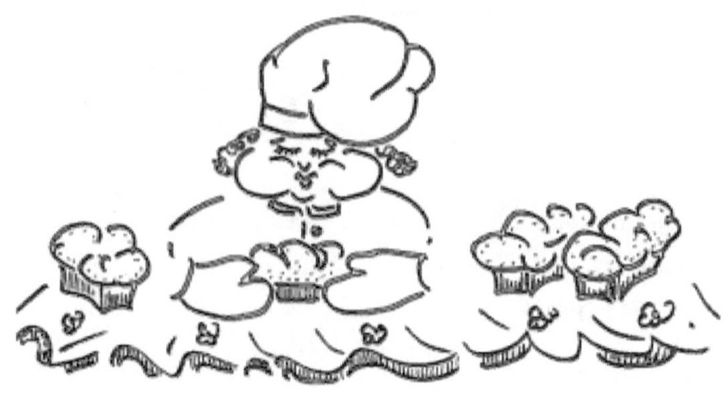

Поэтому, прежде чем перейти к рецептам, хочу еще раз напомнить — хлеб без глютена тоже выпечка! И от него можно легко поправиться, если не соблюдать меру.

Вернуться к Содержанию

***Внимание!** В рецептах хлеба без глютена (где количество ингредиентов указано в стаканах) используется стакан объемом 250 мл*

Глава 8. Рецепты дрожжевого хлеба без глютена

Рецепт 1. Гречневый хлеб с тмином
Ингредиенты:

- Смесь гречневой муки с картофельным крахмалом (2:1) 800 г
- Теплая вода 400 мл (больше или меньше в зависимости от консистенции теста)
- Тмин 1,5 ст.л.
- Сухие дрожжи без глютена 10 г
- Соль 2 ч.л.
- Растительное масло 1/2 ст.л.

Приготовление:

- Смешайте воду, дрожжи и соль. Хорошо перемешайте до полного растворения дрожжей.
- Просейте мучную смесь в глубокую посуду и сделайте углубление в горке муки.
- Добавьте тмин, жидкие ингредиенты и хорошо перемешайте все компоненты. Замесите тесто.
- Накройте посуду с тестом полотенцем и поставьте в теплое место без сквозняков на 2-3 часа.
- Разогрейте духовку до 200-220°C.

- Смажьте форму растительным маслом (силиконовую не обязательно) и выложите тесто в форму.
- Чтобы хлеб не подгорел воспользуйтесь фольгой. Одну половину фольги положите под дно формы, другой половиной накройте форму сверху. Выпекайте хлеб 30-40 минут. Проверьте готовность. При необходимости увеличьте время выпекания.
- Готовый хлеб не доставайте из духовки сразу, дайте постоять в горячей выключенной духовке еще 15-20 минут.

Время приготовления:

Замешивание теста — 5-10 минут

Поднятие теста — 2-3 часа

Выпекание хлеба —30-40 минут.

Использование хлеба:

Хлеб можно подавать к закускам, супам и вторым блюдам.

Хлеб можно использовать в качестве основы для обыкновенных и горячих бутербродов.

Рецепт 2. Домашний белый хлеб

Ингредиенты для 2-3 булок:

- Смесь рисовой и кукурузной муки (2:1) 1,5 кг
- Теплая вода 1 л
- Свежие дрожжи без глютена 25 г
- Растительное масло 50 г
- Коричневый сахар 1 ст.л.
- Соль 1 ст.л.

Приготовление:

- Смешайте дрожжи с теплой водой, сахаром и солью. Хорошо перемешайте до полного растворения дрожжей.

- Просейте мучную смесь в глубокую посуду. Сделайте углубление в муке и при постоянном помешивании добавьте дрожжевую воду. Хорошо перемешайте все ингредиенты. Замесите тесто.
- Возьмите чистую посуду, смажьте ее растительным маслом, переложите в нее тесто, накройте полотенцем и поставьте в теплое место без сквозняков на 1-2 часа.
- Когда тесто поднимется вымесите его еще раз, смажьте формы растительным маслом (силиконовые не обязательно) и выложите в них тесто. Затем поставьте формы в теплое место на 30 минут.
- Разогрейте духовку до 200-220°С.
- Чтобы хлеб не подгорел воспользуйтесь фольгой. Одну половину фольги положите под дно форм, другой половиной накройте формы сверху.
- Выпекайте хлеб 30 минут. Проверьте готовность. При необходимости увеличьте время выпекания.

Время приготовления:
Замешивание теста — 5-10 минут
Поднятие теста — 1-2 часа
«Отдых для заготовок» — 30 минут
Выпекание хлеба —30-40 минут.
Использование хлеба:
Булки можно подавать к закускам, супам и вторым блюдам.
Булки можно использовать в качестве основы для обыкновенных бутербродов.

Рецепт 3. Ореховый хлеб с сухофруктами

Ингредиенты:

- Безглютеновая мучная смесь 400 г
- Теплая вода (любое растительное молоко) 200 мл (больше или меньше в зависимости от консистенции теста)

- Кокосовое масло (оливковое масло) 70 г
- Свежие дрожжи без глютена 20-25 г
- Коричневый сахар 70 г
- Орешки (лесные или грецкие) 150 г
- Изюм 50 г
- Курага 100 г
- Порошок корицы 1/5 ч.л.
- Мускатный орех 1/5 ч.л.
- Порошок имбиря 1/5 ч.л.
- Соль 1/2 ч.л.

Приготовление:

- Замочите сухофрукты в горячей воде на 2-3 часа.
- Растворите дрожжи в теплой воде (или растительном молоке).
- Просейте мучную смесь и смешайте ее с сахаром, солью и пряностями в большой глубокой посуде.
- Сделайте в массе углубление и при постоянном помешивании влейте дрожжевую воду. Хорошо перемешайте массу.
- Добавьте масло и замесите мягкое тесто. При необходимости добавьте муку или воду.
- Накройте емкость с тестом полотенцем и поставьте в теплое место без сквозняков на 1-2 часа.
- Измельчите орехи, сухофрукты промойте, курагу порежьте на мелкие кусочки.
- Добавьте в тесто орешки и сухофрукты. Хорошо перемешайте, выложите в смазанную маслом форму (силиконовую форму не обязательно смазывать маслом) и поставьте в теплое место на 30 минут.
- Разогрейте духовку до 180-200°C.
- Чтобы хлеб не подгорел воспользуйтесь фольгой. Одну

половину фольги положите под дно формы, другой половиной накройте форму сверху. Выпекайте хлеб 30-40 минут. Проверьте готовность. Если необходимо, увеличьте время выпекания.

- Готовый хлеб можно сразу доставать их духовки.

Время приготовления:

Замешивание теста — 5-10 минут

Поднятие теста — 1-2 часа

«Отдых для заготовки» — 30 минут

Выпекание хлеба —30-40 минут.

Использование хлеба:

Хлеб можно подавать к чаю и употреблять в качестве перекусов.

Хлеб можно использовать для обыкновенных сладких бутербродов на завтрак — например, с вареньем.

Рецепт 4. Гречневый хлеб с семенами тыквы и льна

В тесто можно добавлять самые разные добавки, помимо указанных в рецепте. Главное, чтобы они сочетались.

Ингредиенты:

- Гречневая мука 250 г
- Рисовая мука 100 г
- Кукурузная мука 100 г
- Кукурузный крахмал 50 г
- Сухие дрожжи без глютена 12 г
- Теплая вода 550 мл
- Семена льна 2 ст.л.
- Семена тыквы 1/2 стакана
- Коричневый сахар 1,5 ст.л.
- Соль 1,5 ч.л.
- Растительное масло (желательно кокосовое) 1 ст.л.

Приготовление:

- Просейте мучную смесь и смешайте со всеми сухими ингредиентами, за исключением дрожжей.

- В отдельной миске растворите дрожжи в 400 мл теплой воды.

- Добавьте дрожжевую воду в сухие ингредиенты и хорошо перемешайте. При необходимости добавьте оставшуюся воду.

- Для выпечки используйте небольшие формы, можно даже для кексов. Металлические формы смажьте маслом, силиконовые формы смазывать маслом не обязательно.

- Разложите тесто по формам (заполняйте формы не до самого верха, чтобы тесту было куда подниматься), накройте салфетками и поставьте в теплое место без сквозняков на 1-2 часа.

- Разогрейте духовку до 220°С.

- Чтобы хлеб не подгорел воспользуйтесь фольгой. Одну половину фольги положите под дно формы, другой половиной накройте форму сверху.

- В большой форме выпекайте хлеб 30-40 минут. Проверьте готовность. Если необходимо, увеличьте время выпекания. Если выпекаете хлеб в маленьких формах, сократите время выпекания.

Время приготовления:

Замешивание теста — 5-10 минут

Поднятие теста — 1-2 часа

Выпекание хлеба —35-45 минут.

Использование хлеба:

Хлеб можно подавать к закускам, супам и вторым блюдам.

Хлеб можно использовать в качестве основы для бутербродов.

Рецепт 5. Хлеб с семенами подсолнечника

Ингредиенты:

- Безглютеновая мучная смесь 400 г
- Теплая вода 350 мл
- Семена подсолнечника 80 г
- Свежие дрожжи без глютена 20 г
- Коричневый сахар 1 ст.л.
- Соль 1 ч.л.
- Растительное масло 1 ст.л.

Приготовление:

- Растворите дрожжи, сахар и 2 ст.л. мучной смеси в 100 мл теплой воды. Хорошо перемешайте до получения однородной массы.

- Просейте мучную смесь, добавьте в нее соль и постепенно при постоянном помешивании добавьте оставшуюся воду.
- Добавьте в массу дрожжевую опару и хорошо вымесите тесто.
- Добавьте растительное масло, семена подсолнечника и хорошо перемешайте все ингредиенты.
- Для выпечки, по возможности, используйте небольшие формы. Металлические формы смажьте маслом, силиконовые формы смазывать маслом не обязательно.
- Разложите тесто по формам (заполняйте формы не до самого верха, чтобы тесту было куда подниматься), накройте салфетками и поставьте в теплое место без сквозняков на 1-2 часа.
- Разогрейте духовку до 220°C.
- Перед тем, как поставить хлеб в духовку смочите поверхность заготовок водой. Чтобы хлеб не подгорел

воспользуйтесь фольгой. Одну половину фольги положите на противень под дно форм, другой половиной накройте формы сверху.

- Выпекайте хлеб 35-45 минут. Проверьте готовность. Если необходимо увеличьте время выпекания. Если выпекаете хлеб в маленьких формах, сократите время выпекания.

Время приготовления:
Замешивание теста — 5-10 минут
Поднятие теста — 1-2 часа
Выпекание хлеба —35-45 минут.
Использование хлеба:
Хлеб можно подавать к закускам, супам и вторым блюдам.
Хлеб можно использовать в качестве основы для бутербродов.
Рецепт 6. Простой гречневый хлеб
Ингредиенты:

- Гречневая мука 350 г
- Картофельный крахмал 100 г
- Теплая вода 350 г
- Свежие дрожжи без глютена 35-40 г
- Яйца 2 штуки
- Растительное масло (рафинированное) 6 ст.л.
- Коричневый сахар 2 ст.л.
- Соль 1/2 ч.л.
- Яблочный уксус или сок лимона 1 ч.л.

Приготовление:

- Смешайте дрожжи с сахаром. Дрожжи должны полностью раствориться.
- В отдельной миске взбейте миксером воду, уксус и яйца.

Добавьте дрожжевую воду и еще раз хорошо взбейте.

- Просейте муку, сделайте углубление и добавьте при постоянном помешивании дрожжевую смесь, масло и соль. Замесите тесто.
- Металлическую форму смажьте маслом, силиконовую форму смазывать маслом не обязательно.
- Выложите тесто в форму, накройте полотенцем и поставьте в теплое место без сквозняков на полчаса.
- Разогрейте духовку до 220°C.
- Чтобы хлеб не подгорел воспользуйтесь фольгой. Одну половину фольги положите на противень под дно формы, другой половиной накройте форму сверху.
- Выпекайте хлеб 35-45 минут. Проверьте готовность. Если необходимо увеличьте время выпекания.

Время приготовления:

Замешивание теста — 5-10 минут

Поднятие теста — 30 минут

Выпекание хлеба —35-45 минут.

Использование хлеба:

Хлеб можно подавать к закускам, супам и вторым блюдам.

Хлеб можно использовать в качестве основы для простых и горячих бутербродов.

Рецепт 7. Овсяный дрожжевой хлеб

Ингредиенты:

- Овсяная мука 550 г
- Овсяные хлопья 350 г
- Вода 600 мл (больше или меньше в зависимости от консистенции теста)
- Свежие дрожжи без глютена 25 г
- Коричневый сахар 1 ст.л.
- Соль 1 ч.л.

Приготовление:

- Посыпьте дрожжи сахаром и перемешайте до полного растворения дрожжей и сахара.
- Смешайте муку и хлопья с солью.
- При постоянном помешивании добавьте в сухие ингредиенты воду и дрожжевую смесь.
- Вымесите тесто ложкой или лопаточкой. Накройте посуду полотенцем и поставьте в теплое место на 30 минут.
- Металлическую форму смажьте маслом, силиконовую форму смазывать маслом не обязательно.
- Выложите тесто в форму до половины объема. Можно использовать две небольших формы.
- Разогрейте духовку до 200°C.
- Чтобы хлеб не подгорел воспользуйтесь фольгой. Одну половину фольги положите на противень под дно формы, другой половиной накройте форму сверху.

- Выпекайте хлеб 35-45 минут. Проверьте готовность. Если необходимо увеличьте время выпекания. Если выпекаете хлеб в маленьких формах, сократите время выпекания.

Время приготовления:
Замешивание теста — 5-10 минут
«Отдых для теста» — 30 минут
Выпекание хлеба —35-45 минут.
Использование хлеба:
Хлеб можно подавать к закускам, супам и вторым блюдам.
Хлеб можно использовать в качестве основы для бутербродов.
Рецепт 8. Кукурузный хлеб
Ингредиенты:

- Кукурузная мука 250 г
- Картофельный крахмал 250 г
- Свежие дрожжи без глютена 40-45 г
- Вода (любое растительное молоко) 350-400 мл
- Коричневый сахар 1 ст.л.
- Соль 1 ч.л.

Приготовление:

- Смешайте дрожжи с теплой водой (молоком) и сахаром. Перемешайте до полного растворения сахара и дрожжей.
- Просейте муку, добавьте соль и дрожжевую воду. Замесите тесто.
- Металлическую форму смажьте маслом, силиконовую форму смазывать маслом не обязательно.
- Выложите тесто в форму (можно использовать 2 небольших формы), накройте полотенцем и поставьте в теплое место без сквозняков на полчаса.
- Разогрейте духовку до 220°C.
- Поверхность хлеба смочите водой.
- Чтобы хлеб не подгорел воспользуйтесь фольгой. Одну половину фольги положите на противень под дно формы, другой половиной накройте форму сверху.
- Выпекайте хлеб 35-45 минут. Проверьте готовность. Если необходимо увеличьте время выпекания. Если выпекаете хлеб в маленьких формах, сократите время выпекания.

Время приготовления:
Замешивание теста — 5-10 минут
Поднятие теста — 30-40 минут
Выпекание хлеба —35-45 минут.
Использование хлеба:
Хлеб можно подавать к закускам, супам и вторым блюдам.

Хлеб можно использовать в качестве основы для простых и горячих бутербродов.

Рецепт 9. Кукурузный хлеб с изюмом

Ингредиенты:

- Кукурузная мука 250 г
- Картофельный крахмал 100 г
- Свежие дрожжи без глютена 30 г
- Теплая вода 250 мл
- Изюм 150 г
- Яйца 1 штука
- Коричневый сахар 1,5 ст.л.
- Сода 1 ч.л.
- Яблочный уксус 1 ч.л.
- Соль 1 ч.л.
- Растительное масло 1 ст.л.

Приготовление:

- Изюм замочите на 30 минут в воде и тщательно промойте.
- Дрожжи растворите в теплой воде с сахаром.
- В большой глубокой миске смешайте просеянную мучную смесь, соду гашеную уксусом, соль, растительное масло, яйцо и изюм.
- Влейте в массу дрожжевую воду. Хорошо перемешайте смесь, накройте емкость полотенцем и поставьте в теплое место без сквозняков на 30 минут.
- Металлическую форму смажьте маслом, силиконовую форму смазывать маслом не обязательно.
- Выложите тесто в форму (можно использовать 2 небольших формы), накройте полотенцем и поставьте в теплое место без сквозняков еще на полчаса.

- Разогрейте духовку до 220°C.
- Поверхность хлеба смочите водой. Сделайте неглубокие насечки.
- Чтобы хлеб не подгорел воспользуйтесь фольгой. Одну половину фольги положите на противень под дно формы, другой половиной накройте форму сверху.
- Выпекайте хлеб 35-45 минут. Проверьте готовность. Если необходимо увеличьте время выпекания. Если выпекаете хлеб в маленьких формах, сократите время выпекания.

Время приготовления:

Замешивание теста — 5-10 минут

Поднятие теста — 30 минут

Выпекание хлеба — 35-45 минут.

Использование хлеба:

Хлеб можно подавать к чаю и сладким напиткам (компотам, сокам и т.д.).

Хлеб можно использовать в качестве основы для сладких бутербродов, например, с вареньем.

Рецепт 10. Дрожжевая булка с ванилином и изюмом

Ингредиенты:

- Безглютеновая смесь 400 г
- Яйца 3 штуки
- Свежие дрожжи без глютена 45 г
- Теплая вода (любое растительное молоко) 250 мл (больше или меньше в зависимости от консистенции теста)
- Коричневый сахар 150 г
- Растительное масло (рафинированное) 3-4 ст.л.
- Изюм 80 г
- Ванилин 1/2 ч.л.
- Соль 1/2 ч.л.

Приготовление:

- Изюм хорошо промойте и высушите.
- Смешайте теплую воду (растительное молоко), масло, сахар и дрожжи. Перемешайте до полного растворения сахара и дрожжей.
- Добавьте ванилин, соль и яйца. Хорошо взбейте смесь миксером.
- При постоянном помешивании добавьте смесь в заранее просеянную муку. Замесите тесто.
- Добавьте в тесто изюм и хорошо перемешайте.
- Металлическую форму смажьте маслом, силиконовую форму смазывать маслом не обязательно.
- Выложите тесто в форму до половины объема или чуть больше (можно использовать 2 небольших формы), накройте полотенцем и поставьте в теплое место без сквозняков на полчаса.
- Разогрейте духовку до 220°C.
- Чтобы хлеб не подгорел воспользуйтесь фольгой. Одну половину фольги положите на противень под дно формы, другой половиной накройте форму сверху.
- Выпекайте хлеб 35-45 минут. Проверьте готовность. Если необходимо увеличьте время выпекания. Если выпекаете хлеб в маленьких формах, сократите время выпекания.

Время приготовления:

Замешивание теста — 5-10 минут

Поднятие теста — 30 минут

Выпекание хлеба —35-45 минут.

Использование хлеба:

Булку можно подавать к чаю и сладким напиткам (морсам, компотам, сокам и т.д.).

Булку можно использовать в качестве основы для сладких бутербродов, например, с вареньем.

Рецепт 11. Дрожжевая булка с цедрой лимона и апельсина

Ингредиенты:

- Безглютеновая мучная смесь 500 г
- Яйца 3 штуки
- Свежие дрожжи без глютена 55 г
- Теплая вода (любое растительное молоко) 350 мл (больше или меньше в зависимости от консистенции теста)
- Коричневый сахар 150 г
- Растительное масло (рафинированное) 5 ст.л.
- Цедра лимона и апельсина 2 ст.л.
- Соль 1/2 ч.л.

Приготовление:

- Смешайте теплую воду (растительное молоко), масло, сахар и дрожжи. Перемешайте до полного растворения сахара и дрожжей.
- Добавьте в дрожжевую смесь соль и яйца. Хорошо взбейте миксером.
- При постоянном помешивании добавьте дрожжевую смесь в заранее просеянную муку. Замесите тесто.
- Добавьте в тесто цедру лимона и апельсина, хорошо перемешайте.
- Металлическую форму смажьте маслом, силиконовую форму смазывать маслом не обязательно.
- Выложите тесто в форму до половины объема или чуть больше (можно использовать 2 небольших формы), накройте полотенцем и поставьте в теплое место без сквозняков на полчаса.
- Разогрейте духовку до 220°C.

- Чтобы хлеб не подгорел воспользуйтесь фольгой. Одну половину фольги положите на противень под дно формы, другой половиной накройте форму сверху.
- Выпекайте хлеб 35-45 минут. Проверьте готовность. Если необходимо увеличьте время выпекания. Если выпекаете хлеб в маленьких формах, сократите время выпекания.

Время приготовления:

Замешивание теста — 5-10 минут

Поднятие теста — 30 минут

Выпекание хлеба — 35-45 минут.

Использование хлеба:

Булку можно подавать к чаю и сладким напиткам (морсам, компотам, сокам и т.д.).

Булку можно использовать в качестве основы для сладких бутербродов, например, с вареньем.

Рецепт 12. Морковная дрожжевая булка

Ингредиенты:

- Безглютеновая мучная смесь 400 г
- Теплая вода 250-300 мл (больше или меньше в зависимости от консистенции теста)
- Свежие дрожжи без глютена 25-30 г
- Коричневый сахар 2 ст.л.
- Растительное масло (можно кокосовое) 3 ст.л.
- Тертая вареная морковь 100 г
- Соль 1/2 ч.л.
- Ванилин 1/2 ч.л.

Приготовление:

- Смешайте масло, сахар, теплую воду и дрожжи. Перемешайте до полного растворения сахара и дрожжей.

- Добавьте в дрожжевую воду тертую морковь, ванилин, соль и хорошо перемешайте.
- Просейте муку и добавьте в нее при постоянном помешивании морковно-дрожжевую массу. Хорошо перемешайте.
- Металлическую форму смажьте маслом, силиконовую форму смазывать маслом не обязательно.
- Выложите тесто в форму до половины объема или чуть больше (можно использовать 2 небольших формы), накройте полотенцем и поставьте в теплое место без сквозняков на полчаса.
- Разогрейте духовку до 220°С.
- Чтобы хлеб не подгорел воспользуйтесь фольгой. Одну половину фольги положите на противень под дно формы, другой половиной накройте форму сверху.
- Выпекайте хлеб 35-45 минут. Проверьте готовность. Если необходимо увеличьте время выпекания. Если выпекаете хлеб в маленьких формах, сократите время выпекания.

Время приготовления:

Замешивание теста — 5-10 минут

Поднятие теста — 30 минут

Выпекание хлеба — 35-45 минут.

Использование хлеба:

Булку можно подавать к закускам, супам, вторым блюдам, чаю и сладким напиткам (морсам, компотам, сокам и т.д.).

Булку можно использовать в качестве основы для бутербродов (соленых и сладких).

Рецепт 13. Кукурузный хлеб с льняным семенем и прованскими травами

Ингредиенты:

- Кукурузная мука 500 г

- Измельченное льняное семя 70 г
- Теплая вода (любое растительное молоко) 600 мл (больше или меньше в зависимости от консистенции теста)
- Сушеные прованские травы (специя) 2 ст.л.
- Сухие дрожжи 2 ч.л.
- Коричневый сахар 2 ст.л.
- Соль 1 ч.л.

Приготовление:

- Смешайте дрожжи, теплую воду (молоко) и сахар. Перемешайте до полного растворения сахара и дрожжей.
- Добавьте в дрожжевую воду льняное семя, травы и соль. Хорошо перемешайте.
- Просейте муку и добавьте в нее при постоянном помешивании дрожжевую смесь. Вымесите тесто.
- Миску с тестом накройте полотенцем и поставьте в теплое место без сквозняков на час.
- Вымесите тесто еще раз. Если необходимо добавьте воду или муку.
- Сформируйте из теста колобок, положите его в глубокую посуду, накройте полотенцем и поставьте в теплое место еще на 30 минут.
- Разогрейте духовку до 220°С.
- Противень застелите бумагой для выпечки, уложите на нее колобок. Придайте хлебу нужную форму. Можно просто немного придавить колобок. Сделайте сверху заготовки неглубокие насечки.
- Чтобы хлеб не подгорел воспользуйтесь фольгой. Одну половину фольги положите на противень под бумагу для выпечки, другой половиной накройте хлеб сверху.
- Выпекайте хлеб 35-45 минут. Проверьте готовность. Если необходимо увеличьте время выпекания.

Время приготовления:

Замешивание теста — 5-10 минут

Поднятие теста — 1 час

«Отдых для заготовки» — 30 минут

Выпекание хлеба — 35-45 минут.

Использование хлеба:

Хлеб можно подавать к закускам, супам, вторым блюдам и чаю.

Хлеб можно использовать в качестве основы для простых и горячих бутербродов.

Рецепт 14. Рисовый хлеб с бананами

Ингредиенты:

- Рисовая мука 400 г
- Бананы 3 штуки среднего размера
- Сухие дрожжи без глютена 2 ч.л.
- Теплая вода 300 мл (больше или меньше в зависимости от консистенции теста)
- Сахар 2 ст.л.
- Соль 1 ч.л.
- Отварной белый рис 150 г.

Приготовление:

- Смешайте теплую воду, соль, сахар и дрожжи. Перемешайте до полного растворения сахара, соли и дрожжей.
- Очистите бананы и разомните вилкой до состояния пюре.
- Смешайте банановое пюре с дрожжевой смесью и отварным рисом.
- Просейте мучную смесь и при постоянном помешивании добавьте в нее дрожжевую массу. Хорошо перемешайте.
- Металлическую форму смажьте маслом, силиконовую

форму смазывать маслом не обязательно.

- Выложите тесто в форму до половины объема или чуть больше (можно использовать 2 небольших формы), накройте полотенцем и поставьте в теплое место без сквозняков на полчаса.
- Разогрейте духовку до 220°С.
- Чтобы хлеб не подгорел воспользуйтесь фольгой. Одну половину фольги положите на противень под дно формы, другой половиной накройте форму сверху.
- Выпекайте хлеб 35-45 минут. Проверьте готовность. Если необходимо увеличьте время выпекания. Если выпекаете хлеб в маленьких формах, сократите время выпекания.

Время приготовления:
Замешивание теста — 5-10 минут
Поднятие теста — 30 минут
Выпекание хлеба — 35-45 минут.

Использование хлеба:

Хлеб можно подавать к чаю и сладким напиткам (морсам, компотам, сокам и т.д.).

Хлеб можно использовать в качестве основы для сладких бутербродов, например, с вареньем или джемом.

Рецепт 15. Медовый хлеб

Ингредиенты:

- Безглютеновая мучная смесь (желательно грубого помола) 500 г
- Теплая вода 300 мл
- Жидкий мед 1 ст.л.
- Оливковое или кокосовое масло 2 ст.л.
- Сухие дрожжи без глютена 8 г
- Соль 1/2 ч.л.

Приготовление:

- Смешайте мучную смесь, дрожжи и соль.
- При постоянном помешивании добавьте воду, масло и мед. Замесите тесто.
- Накройте посуду с тестом полотенцем и поставьте в теплое место без сквозняков на 20-30 минут.
- Металлическую форму смажьте маслом, силиконовую форму смазывать маслом не обязательно.
- Выложите тесто в форму до половины объема или чуть больше (можно использовать 2 небольших формы), накройте полотенцем и поставьте в теплое место без сквозняков еще на полчаса.
- Разогрейте духовку до 200°C.
- Сделайте на заготовке хлеба сверху насечки.
- Чтобы хлеб не подгорел воспользуйтесь фольгой. Одну половину фольги положите на противень под дно формы, другой половиной накройте форму сверху.
- Выпекайте хлеб 35-45 минут. Проверьте готовность. Если необходимо увеличьте время выпекания. Если выпекаете хлеб в маленьких формах, сократите время выпекания.

Время приготовления:

Замешивание теста — 5-10 минут

Поднятие теста — 20-30 минут

Выпекание хлеба — 35-45 минут.

Использование хлеба:

Хлеб можно подавать к чаю и сладким напиткам (морсам, компотам, сокам и т.д.).

Хлеб можно использовать в качестве основы для сладких бутербродов, например, с вареньем или джемом.

Рецепт 16. Деревенский хлеб с семенами кунжута

Ингредиенты:

- Безглютеновая мучная смесь (желательно грубого помола) 450 г
- Теплая вода 300-350 мл
- Семена кунжута 70 г
- Сухие дрожжи без глютена 8 г
- Соль 1 ч.л.
- Коричневый сахар 2 ст.л.
- Растительное масло 1 ст.л.

Приготовление:

- Смешайте мучную смесь, сахар, соль и дрожжи.
- При постоянном помешивании добавьте в смесь теплую воду. Замесите тесто.
- Добавьте в тесто семена кунжута. Хорошо перемешайте, накройте емкость полотенцем и поставьте в теплое место без сквозняков на полчаса или чуть больше. Тесто должно подняться.
- Металлическую форму смажьте маслом, силиконовую форму смазывать маслом не обязательно.
- Выложите тесто в форму до половины объема или чуть больше (можно использовать 2 небольших формы), накройте полотенцем и поставьте в теплое место без сквозняков еще на полчаса.
- Разогрейте духовку до 200°С.
- Сделайте на заготовке хлеба сверху насечки. Обильно смажьте поверхность растительным маслом и слегка присыпьте мучной смесью и семенами кунжута.
- Чтобы хлеб не подгорел воспользуйтесь фольгой. Одну половину фольги положите на противень под дно формы, другой половиной накройте форму сверху.
- Выпекайте хлеб 35-45 минут. Проверьте готовность. Если необходимо увеличьте время выпекания. Если выпекаете

хлеб в маленьких формах, сократите время выпекания.

Время приготовления:

Замешивание теста — 5-10 минут

Поднятие теста — 1 час

Выпекание хлеба — 35-45 минут.

Использование хлеба:

Хлеб можно подавать к закускам, супам и вторым блюдам.

Хлеб можно использовать в качестве основы для бутербродов.

Вернуться к Содержанию

Глава 9. Рецепты «быстрого» хлеба без глютена и дрожжей

Вам не придется колдовать над тестом для «быстрого» хлеба часами.

Единственное, над чем вы можете вдоволь поколдовать и каждый раз радовать себя и своих близких чем-то новеньким — это дополнительные ингредиенты — орешки, семечки, сухофрукты, маслины и другие составляющие, которые можно добавить в хлеб для разнообразия.

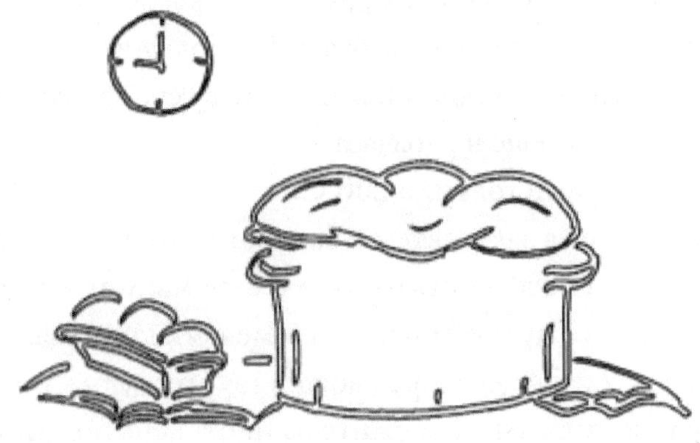

Рецепт 1. "Быстрый" хлеб из овсяной муки (только из «чистой» овсяной муки и овсяных хлопьев без следов глютена)
Ингредиенты:

- Овсяная мука 1,5 стакана
- Овсяные хлопья 1,5 стакана
- Оливковое масло 1/4 стакана
- Куриные яйца 5 штук
- Соль 1/2 ст.л.
- Сахар коричневый 1,5 ст.л.
- Семена тмина 1 ст.л.
- Семена подсолнечника 1 ст.л.
- Семена тыквы 1 ст.л
- Семена льна 1/2 ст.л.
- Семена кунжута 2 ст.л.
- Сода 1/2 ч.л.
- Яблочный уксус 1/2 ч.л.
- Вода (в зависимости от консистенции теста).

Приготовление:

- Насыпьте в емкость для замешивания теста все сухие ингредиенты (оставьте 1 ст.л. кунжута) и хорошо перемешайте обыкновенной ложкой.
- Вылейте в смесь оливковое масло и добавьте яйца. Опять перемешайте.
- Постепенно при постоянном помешивании влейте в тесто воду, пока оно не станет плотной консистенции.
- Погасите соду уксусом и добавьте в тесто. Снова перемешайте.
- Подготовьте форму. Металлическую форму смажьте маслом и посыпьте мукой, а затем поставьте на противень покрытый фольгой (силиконовую форму смазывать

маслом не обязательно). Переложите тесто в форму.

- Кисточкой смочите поверхность заготовки водой и посыпьте кунжутом.
- Накройте форму сверху оставшейся частью фольги и поставьте в разогретую до 180°C духовку.
- Выпекайте хлеб 40-50 минут. Проверьте готовность. Если необходимо увеличьте время выпекания.

Время приготовления:

Замешивание теста — 5-10 минут

Выпекание хлеба — 40-60 минут.

Использование хлеба:

Хлеб можно подавать к закускам, супам, вторым блюдам и чаю.

Хлеб можно использовать без каких-либо добавок для перекусов и в качестве основы для бутербродов.

Рецепт 2. "Быстрый" хлеб из гречневой или кукурузной муки с семенами

Ингредиенты:

- Гречневая или кукурузная мука 3 стакана
- Оливковое масло 1/4 стакана
- Куриные яйца 5 штук
- Соль 1/2 ст.л.
- Сахар коричневый 1,5 ст.л.
- Семена тмина 1 ст.л.
- Семена подсолнечника 1 ст.л.
- Семена тыквы 1 ст.л.
- Семена льна 1/2 ст.л.
- Семена кунжута 2 ст.л.
- Сода 1/2 ч.л.
- Яблочный уксус 1/2 ч.л.
- Вода (в зависимости от консистенции теста).

Приготовление:

- Насыпьте в емкость для замешивания теста все сухие ингредиенты (оставьте 1 ст.л. кунжута) и хорошо перемешайте.
- При постоянном помешивании влейте в смесь оливковое масло и добавьте яйца. Хорошо перемешайте.
- При постоянном помешивании влейте в массу воду до получения теста плотной консистенции. Хорошо перемешайте.
- Погасите соду уксусом и добавьте в тесто. Снова перемешайте.
- Подготовьте форму. Металлическую форму смажьте маслом и посыпьте мукой, а затем поставьте на противень покрытый фольгой (силиконовую форму смазывать маслом не обязательно). Переложите тесто в форму.
- Кисточкой смочите поверхность заготовки водой и посыпьте кунжутом.
- Накройте форму сверху оставшейся частью фольги и поставьте в разогретую до 180°C духовку.
- Выпекайте хлеб 40-50 минут. Проверьте готовность. Если необходимо увеличьте время выпекания.

Время приготовления:
Замешивание теста — 5-10 минут
Выпекание хлеба — 40-60 минут.
Использование хлеба:
Хлеб можно подавать к закускам, супам, вторым блюдам и чаю.
Хлеб можно использовать без каких-либо добавок для перекусов и в качестве основы для бутербродов.

Рецепт 3. "Быстрый" хлеб из овсяной муки с орехами и семенами

Ингредиенты:

- Овсяная мука 1,5 стакана
- Овсяные хлопья 1,5 стакана
- Оливковое масло 1/4 стакана
- Куриные яйца 5 штук
- Соль 1/2 ст.л.
- Сахар коричневый 1,5 ст.л.
- Грецкие орехи (чуть измельченные) 2 ст.л.
- Лесные орехи (чуть измельченные) 2 ст.л.
- Семена подсолнечника 1 ст.л.
- Семена тыквы 1 ст.л.
- Семена кунжута 1 ст.л.
- Сода 1/2 ч.л.
- Яблочный уксус 1/2 ч.л.
- Вода (в зависимости от консистенции теста).

Приготовление:

- Насыпьте в емкость для замешивания теста все сухие ингредиенты (оставьте 1 ст.л. кунжута) и хорошо перемешайте.
- При постоянном помешивании влейте в смесь оливковое масло и добавьте яйца. Опять перемешайте.
- При постоянном помешивании влейте в массу воду до получения теста плотной консистенции. Хорошо перемешайте.
- Погасите соду уксусом и добавьте в тесто. Снова перемешайте.
- Подготовьте форму. Металлическую форму смажьте маслом и посыпьте мукой, а затем поставьте на противень покрытый фольгой (силиконовую форму смазывать маслом не обязательно). Переложите тесто в форму.
- Кисточкой смочите поверхность заготовки водой и посыпьте кунжутом.

- Накройте форму сверху оставшейся частью фольги и поставьте в разогретую до 200°С духовку.
- Выпекайте хлеб 40-50 минут. Проверьте готовность. Если необходимо увеличьте время выпекания.

Время приготовления:

Замешивание теста — 5-10 минут

Выпекание хлеба — 40-60 минут.

Использование хлеба:

Хлеб можно подавать к закускам, супам, вторым блюдам и чаю.

Хлеб можно использовать без каких-либо добавок для перекусов и в качестве основы для бутербродов.

Рецепт 4. "Быстрый" хлеб из гречневой или кукурузной муки с орехами и семенами

Ингредиенты:

- Гречневая или кукурузная мука 3 стакана
- Оливковое масло 1/4 стакана
- Куриные яйца 5 штук
- Соль 1/2 ст.л.
- Сахар коричневый 1,5 ст.л.
- Грецкие орехи (чуть измельченные) 2 ст.л.
- Лесные орехи (чуть измельченные) 2 ст.л.
- Семена подсолнечника 1 ст.л.
- Семена тыквенные 1 ст.л.
- Семена кунжута 1 ст.л.
- Сода 1/2 ч.л.
- Яблочный уксус 1/2 ч.л.
- Вода (в зависимости от консистенции теста).

Приготовление:

- Насыпьте в емкость для замешивания теста все сухие

ингредиенты (оставьте 1 ст.л. кунжута) и хорошо перемешайте.

- При постоянном помешивании влейте в смесь оливковое масло и добавьте яйца. Опять перемешайте.
- При постоянном помешивании влейте в массу столько воды, чтобы тесто стало по консистенции примерно таким же, как обыкновенное тесто.
- Погасите соду уксусом и добавьте в тесто. Снова перемешайте.
- Подготовьте форму. Металлическую форму смажьте маслом и посыпьте мукой, а затем поставьте на противень покрытый фольгой (силиконовую форму смазывать маслом не обязательно). Переложите тесто в форму.
- Кисточкой смочите поверхность заготовки водой и посыпьте кунжутом.
- Накройте форму сверху оставшейся частью фольги и поставьте в разогретую до 180°C духовку.
- Выпекайте хлеб 40-50 минут. Проверьте готовность. Если необходимо увеличьте время выпекания.

Время приготовления:

Замешивание теста — 5-10 минут

Выпекание хлеба — 40-60 минут.

Использование хлеба:

Хлеб можно подавать к закускам, супам, вторым блюдам и чаю.

Хлеб можно использовать без каких-либо добавок для перекусов и в качестве основы для бутербродов.

Рецепт 5. Морковный хлеб с грецкими орехами

Ингредиенты:

- Безглютеновая мучная смесь 500 г
- Теплая вода 400-450 мл
- Вареная натертая морковь 150 г

- Грецкие орехи (чуть измельченные) 1/2 стакана
- Коричневый сахар 2 ст.л.
- Сода 2 ч.л.
- Яблочный уксус или сок лимона 2 ч.л.
- Соль 1 ч.л.

Приготовление:

- Смешайте заранее просеянную муку, соль и сахар.
- При постоянном помешивании влейте в смесь воду.
- Добавьте измельченные орехи, тертую морковь и соду, гашеную уксусом или соком лимона.
- Хорошо перемешайте все ингредиенты. Тесто должно быть мягким и липким. При необходимости добавьте воду.
- Посыпьте мукой рабочую поверхность, выложите на нее тесто и сформируйте колобок.
- Разогрейте духовку до 220°C.
- Противень застелите бумагой для выпечки, уложите на нее колобок. Придайте хлебу нужную форму. Можно просто немного придавить колобок.
- Чтобы хлеб не подгорел воспользуйтесь фольгой. Одну половину фольги положите на противень под бумагу для выпечки, другой половиной накройте хлеб сверху.
- Выпекайте хлеб 35-45 минут. Проверьте готовность. Если необходимо увеличьте время выпекания.

Время приготовления:
Замешивание теста — 5-10 минут
Выпекание хлеба — 35-45 минут.
Использование хлеба:
Хлеб можно подавать к закускам, супам, вторым блюдам и чаю.

Хлеб можно использовать без каких-либо добавок для перекусов и в качестве основы для бутербродов.

Рецепт 6. Сладкий ореховый хлеб с бананами

Ингредиенты:

Безглютеновая мучная смесь 250 г

Измельченные орешки (лесные, фисташки или грецкие) 100 г

Спелые бананы 3-4 штуки

Сахарная пудра из коричневого сахара 100 г

Коричневый сахар 1 ст.л.

Кокосовое масло 100 г

Яйца 2 штуки

Сода 1,5 ч.л.

Яблочный уксус 1,5 ч.л.

Сок лимона 2 ст.л.

Приготовление:

Разомните бананы до состояния пюре.

Яйца взбейте с сахаром.

Соедините банановое пюре, орешки, мучную смесь, масло и соду, гашенную уксусом. Хорошо перемешайте.

Металлическую форму смажьте маслом, силиконовую форму смазывать маслом не обязательно.

Выложите тесто в форму до половины объема или чуть больше, накройте полотенцем и поставьте в теплое место без сквозняков на полчаса.

Разогрейте духовку до 200°C.

Чтобы хлеб не подгорел воспользуйтесь фольгой. Одну половину фольги положите на противень под дно формы, другой половиной накройте форму сверху.

Выпекайте хлеб 35-45 минут.

Сделайте лимонный сироп. Смешайте сок лимона и сахарную пудру.

За 2-3 минуты до выключения духовки полейте поверхность хлеба лимонным сиропом.

Время приготовления:

Замешивание теста — 5-10 минут

«Отдых для теста» — 30 минут

Выпекание хлеба — 35-45 минут.

Использование хлеба:

Хлеб можно подавать к чаю.

Хлеб можно использовать без каких-либо добавок для перекусов и в качестве основы для сладких бутербродов, например, с вареньем.

Рецепт 7. Кукурузный хлеб с петрушкой

Ингредиенты:

- Кукурузная мука 250 г
- Рисовая мука 150 г
- Кукурузный крахмал 100 г
- Кокосовое или оливковое масло 100 г
- Свежая мелко рубленая петрушка 70 г
- Яйца 1 штука
- Теплая вода 300-350 мл (больше или меньше в зависимости от консистенции теста)
- Сода 1,5 ч.л.
- Сок лимона или яблочный уксус 1,5 ч.л.
- Соль 1/2 ч.л.

Приготовление:

- В глубокой миске смешайте воду, яйцо, масло и зелень.
- Смешайте мучную смесь (крахмал и 2 вида муки) с солью.
- При постоянном помешивании добавьте в мучную смесь взбитую с зеленью жидкую смесь. Хорошо перемешайте.
- Добавьте в тесто соду, гашенную соком лимона или уксусом. Хорошо перемешайте.

- Металлическую форму смажьте маслом, силиконовую форму смазывать маслом не обязательно.
- Выложите тесто в форму до половины объема или чуть больше (можно использовать 2 небольших формы), накройте полотенцем и поставьте в теплое место без сквозняков на полчаса.
- Разогрейте духовку до 200°С.
- Сделайте на заготовке хлеба сверху насечки.
- Чтобы хлеб не подгорел воспользуйтесь фольгой. Одну половину фольги положите на противень под дно формы, другой половиной накройте форму сверху.
- Выпекайте хлеб 35-45 минут. Проверьте готовность. Если необходимо увеличьте время выпекания. Если выпекаете хлеб в нескольких небольших формах, сократите время выпекания.

Время приготовления:
Замешивание теста — 5-10 минут
«Отдых для теста» — 30 минут
Выпекание хлеба — 35-45 минут.

Использование хлеба:
Хлеб можно подавать к закускам, супам и вторым блюдам.
Хлеб можно использовать без каких-либо добавок для перекусов и в качестве основы для бутербродов.

Рецепт 8. Хлеб из муки грубого помола с семенами льна, кунжута и подсолнечника

Ингредиенты:

- Безглютеновая мучная смесь (желательно грубого помола) 500 г
- Теплая вода 350 мл (больше или меньше в зависимости от консистенции теста)
- Семена льна 50 г

- Семена кунжута 20 г
- Семена подсолнечника 50 г
- Измельченные фисташковые орешки 50 г
- Сода 1,5 ч.л.
- Сок лимона или яблочный уксус 1,5 ч.л.
- Соль 1 ч.л.
- Коричневый сахар 1 ст.л.
- Растительное масло 1 ст.л.

Приготовление:

- Смешайте муку, сахар и соль.
- В мучную смесь при постоянном помешивании добавьте воду и гашенную соду. Замесите тесто.
- Добавьте в тесто семена и орешки. Хорошо перемешайте и сформируйте из теста колобок. Оставьте немного семян для посыпки хлеба.
- Накройте емкость с тестом полотенцем и поставьте в теплое место без сквозняков на полчаса.
- Разогрейте духовку до 200°C.
- Застелите противень бумагой для выпечки и выложите заготовку хлеба на противень. Сформируйте нужную форму хлеба. Можно просто слегка нажать на заготовку сверху.
- Сделайте на заготовке насечки, обильно смажьте маслом и посыпьте оставшимися семенами.
- Чтобы хлеб не подгорел воспользуйтесь фольгой. Одну половину фольги положите на противень под бумагу для выпечки, другой половиной накройте хлеб сверху.
- Выпекайте хлеб 35-45 минут. Проверьте готовность. Если необходимо увеличьте время выпекания.

Время приготовления:

Замешивание теста — 5-10 минут

«Отдых для теста» — 30 минут

Выпекание хлеба — 35-45 минут.

Использование хлеба:

Хлеб можно подавать к закускам, супам и вторым блюдам.

Хлеб можно использовать без каких-либо добавок для перекусов и в качестве основы для бутербродов.

Вернуться к Содержанию

Глава 10. Рецепты лаваша без глютена

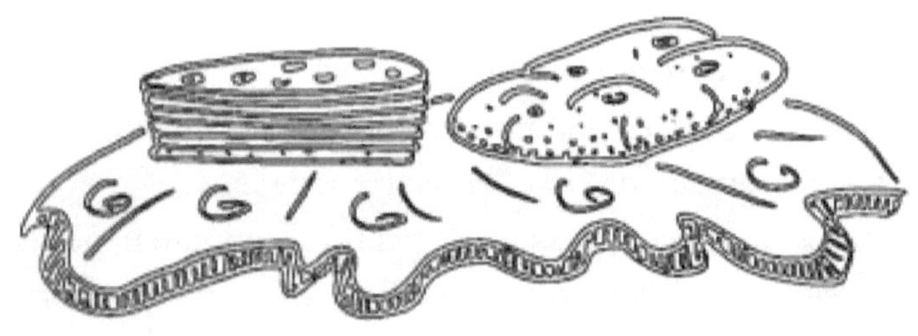

У многих народностей ни одна трапеза не обходится без хлеба. Примечательно, что у каждой национальности есть свои виды хлеба.

Лаваш популярен в странах Азии. При этом в каждой стране, где лаваш считается национальным блюдом, его готовят по особому рецепту, хоть немного, но отличному от рецепта другой народности.

Больше всего отличий у армянского и грузинского лавашей. Они различаются по внешнему виду и вкусовым качествам.

Армянский лаваш — тонкий, грузинский — пышный.

Именно поэтому армянский лаваш и подобные ему лаваши используются для приготовления рулетов, кармашков, пирогов и тортов. А грузинский лаваш и подобные ему виды хлеба чаще используются как простой хлеб.

Но есть во всех рецептах и кое-что общее. Для приготовления лаваша используется пресное тесто, состоящее из минимального количества ингредиентов.

Однако, несмотря на скромный состав ингредиентов и кажущуюся простоту приготовления, лаваш может получится жестким, неэластичным или непропеченным.

«Правильный» тонкий и пышный лаваш должен быть мягким. С неравномерно вздувшейся поверхностью и небольшими золотистыми пятнышками.

У тонкого лаваша есть одна интересная особенность — он почти моментально черствеет на воздухе. Благодаря этому его можно долго хранить в сухом месте. Перед подачей на стол достаточно побрызгать поверхность хлеба водой и накрыть полотенцем. Через несколько минут он станет мягким, как будто только что из печки. Из него можно готовить рулетики, кармашки и многие другие замысловатые блюда, вплоть до слоеных тортов и пирогов. Кстати, для приготовления тортов и пирогов лаваш даже не нужно размягчать. За воду это сделает влажная начинка.

«Настоящий» лаваш готовят в специальных печах-жаровнях.

В городских условиях лаваш можно приготовить на сковороде с антипригарным покрытием или в духовке. Я предпочитаю готовить на сковородке с антипригарным покрытием, так как легче контролировать процесс. Потому что выпекается лаваш быстро, и в духовке за ним можно не уследить.

Вот несколько важных советов и рекомендаций по приготовлению лаваша:

- Замешанное тесто не раскатывайте сразу в пласты. Поставьте его настаиваться примерно на полчаса в теплое место без сквозняков. Либо скатайте из теста шарики диаметром примерно 5 см и в таком виде поставьте «отдыхать». Не тревожьте тесто во время «отдыха».

- Лаваш поджаривают без масла. Поэтому готовьте лаваш на антипригарной сковородке или в духовке.
- При поджарке лаваша на сковороде, чтобы тесто не вздувалось, прижимайте его к сковородке деревянной лопаточкой.
- Чтобы готовый лаваш не ломался, сбрызните его с обеих сторон водой. Либо проложите между готовыми хлебцами чуть влажные салфетки из ткани.
- Вместо нескольких небольших лавашей можно приготовить один большой. Для этого используйте духовку. Раскатайте большой пласт толщиной 2-3 мм сразу на бумаге для выпечки, разогрейте духовку до 180°C, перенесите бумагу с лавашем на противень и выпекайте хлеб в духовке 30-40 сек до появления золотистых пятнышек.

Рецепт 1. Простой домашний лаваш без глютена с дрожжами

Ингредиенты:

- Безглютеновая смесь (желательно кукурузная мука, рисовая мука, кукурузный или картофельный крахмал в пропорции 1:1:1) 150 г
- Вода 80 мл
- Сухие дрожжи без глютена 1/2 ч.л.
- Соль 1 ч.л.
- Оливковое масло 1 ч.л.

Приготовление:

- Смешайте заранее просеянную мучную смесь, соль и дрожжи.
- При постоянном помешивании добавьте в смесь воду и

масло. Замесите тесто.

- Накройте посуду с тестом полотенцем и поставьте в теплое место без сквозняков на 2-3 часа.
- Посыпьте рабочую поверхность мукой. Разделите тесто на кусочки диаметром, примерно, 5 см и раскатайте тонкие пласты толщиной 2-3 мм.
- Разогрейте антипригарную сковородку.
- Каждую сторону обжаривайте по 5-10-15 секунд до появления небольших золотистых пятнышек.
- Готовые хлебцы сбрызните водой или проложите влажными салфетками из ткани.

Время приготовления:

Замешивание теста — 5-10 минут

«Отдых для теста» — 2-3 часа

Выпекание хлеба — 5-10-15 секунд с каждой стороны.

Использование хлеба:

Хлеб можно подавать к закускам, супам и вторым блюдам.

Хлеб можно использовать без каких-либо добавок для перекусов и в качестве основы для рулетов, слоеных пирогов, тортов.

Рецепт 2. Простой домашний лаваш без глютена и дрожжей

Ингредиенты:

Безглютеновая мучная смесь 350 г

Горячая вода 200 мл

Соль 1/2 ч.л.

Приготовление:

- Растворите соль в горячей воде.
- При постоянном помешивании влейте подсоленную воду в муку. Замесите тесто. При необходимости добавьте муки или воды. Тесто должно быть эластичным.
- Накройте посуду с тестом полотенцем и поставьте в теплое место без сквозняков на полчаса.

- Посыпьте рабочую поверхность мукой. Разделите тесто на кусочки диаметром, примерно, 5 см и раскатайте тонкие пласты толщиной 2-3 мм.
- Разогрейте антипригарную сковородку.
- Каждую сторону обжаривайте по 5-10 секунд до появления небольших золотистых пятнышек.
- Готовые хлебцы сбрызните водой или проложите влажными салфетками из ткани.

Время приготовления:

Замешивание теста — 5-10 минут

«Отдых для теста» — 30 минут

Выпекание хлеба — 5-10 секунд с каждой стороны.

Использование хлеба:

Хлеб можно подавать к закускам, супам и вторым блюдам.

Хлеб можно использовать без каких-либо добавок для перекусов и в качестве основы для рулетов, слоеных пирогов, тортов.

Рецепт 3. Классический тонкий лаваш без глютена и дрожжей

Ингредиенты:

- Безглютеновая мучная смесь 300 г
- Вода 150 мл
- Растительное масло 3 ст.л.
- Соль 1 ч.л.

Приготовление:

- Просейте муку и при постоянном помешивании добавьте воду, масло и соль. Замесите тесто. При необходимости смазывайте руки растительным маслом. Постарайтесь, чтобы тесто стало эластичным.
- Разделите тесто на части по 5 см в диаметре, накройте

посуду с заготовками для лаваша полотенцем и поставьте в теплое место без сквозняков на 30 минут.

- Посыпьте рабочую поверхность мукой и раскатайте круглые пласты толщиной 2-3 мм.
- Разогрейте антипригарную сковородку и обжаривайте пласты с двух сторон по 5-10-15 секунд до появления золотистых пятнышек.
- Готовые хлебцы сбрызните водой или проложите влажными салфетками из ткани.

Время приготовления:

Замешивание теста — 5-10 минут

«Отдых для теста» — 30 минут

Выпекание хлеба — 5-10-15 секунд с каждой стороны.

Использование хлеба:

Хлеб можно подавать к закускам, супам и вторым блюдам.

Хлеб можно использовать без каких-либо добавок для перекусов и в качестве основы для рулетов, слоеных пирогов, тортов.

Рецепт 4. Лаваш без глютена с дрожжами и кокосовым маслом

Ингредиенты:

- Безглютеновая мучная смесь 500 г
- Вода 200 мл
- Кокосовое масло 50 г
- Сухие дрожжи без глютена 2 ч.л.
- Соль 1/2 ч.л.

Приготовление:

- Смешайте теплую воду, масло, дрожжи и соль.
- В просеянную мучную смесь при постоянном помешивании добавьте дрожжевую воду. Замесите тесто,

накройте посуду полотенцем и поставьте в теплое место без сквозняков на час.

- Разделите тесто на шарики диаметром, примерно, 5 см, накройте посуду с заготовками полотенцем и поставьте в теплое место еще на полчаса.
- Посыпьте рабочую поверхность мукой и раскатайте из шариков круглые пласты толщиной 2-3 мм.
- Разогрейте антипригарную сковородку и обжаривайте лаваш с двух сторон по 5-10-15 секунд до появления золотистых пятнышек.
- Готовые хлебцы сбрызните водой или проложите влажными салфетками из ткани.

Время приготовления:
Замешивание теста — 5-10 минут
«Отдых для теста» — 1,5 часа
Выпекание хлеба — 5-10-15 секунд с каждой стороны.

Использование хлеба:
Хлеб можно подавать к закускам, супам и вторым блюдам.

Хлеб можно использовать без каких-либо добавок для перекусов и в качестве основы для рулетов, слоеных пирогов, тортов.

Рецепт 5. Грузинский лаваш со свежими дрожжами

Ингредиенты:

- Безглютеновая мучная смесь 350 г
- Теплая вода 250 мл
- Свежие дрожжи без глютена 35 г
- Соль 1 ч.л.
- Коричневый сахар 1 ч.л.

Приготовление:

- Смешайте теплую воду, дрожжи, соль, сахар и 2 ст.л.

мучной смеси. Накройте посуду полотенцем и поставьте в теплое место без сквозняков на час.

- Просейте мучную смесь и при постоянном помешивании добавьте дрожжевую опару. Замесите тесто, накройте посуду полотенцем и поставьте в теплое место без сквозняков на полчаса.
- Разогрейте духовку до 200°C.
- Посыпьте рабочую поверхность мукой и раскатайте из теста лепешку толщиной 5-8 мм.
- Застелите противень бумагой для выпечки и посыпьте сверху мукой.
- Уложите лепешку на противень и посыпьте заготовку мукой.
- Выпекайте лаваш 20-30 минут до появления золотистых пятнышек. Проверьте готовность.
- Готовый лаваш сбрызните водой.

Время приготовления:

Подготовка дрожжевой воды — 1 час

Замешивание теста — 5-10 минут

«Отдых для теста» — 30 минут

Выпекание хлеба — 20-30 минут.

Использование хлеба:

Хлеб можно подавать к закускам, супам и вторым блюдам.

Хлеб можно использовать без каких-либо добавок для перекусов.

Рецепт 6. Пышный грузинский лаваш с сухими дрожжами

Ингредиенты:

- Безглютеновая мучная смесь 650 г
- Теплая вода 500 мл
- Сухие дрожжи без глютена 8 г
- Коричневый сахар 1 ч.л.
- Соль 1 ч.л.

Приготовление:

- Смешайте теплую воду, сахар и дрожжи. Поставьте смесь в теплое место на 15-20 минут.
- Смешайте просеянную мучную смесь с солью.
- При постоянном помешивании добавьте дрожжевую воду в мучную смесь. Хорошо перемешайте. Тесто должно получится липким и мягким. В начале перемешивайте ингредиенты ложкой. В конце можно чуть-чуть помесить тесто руками.
- Накройте посуду с тестом полотенцем и поставьте в теплое место без сквозняков на полчаса.
- Посыпьте рабочую поверхность мукой. Отделите от теста 1/5 часть и выложите ее ложкой на рабочую поверхность в муку. Обваляйте в муке и отложите в сторону. Сделайте таким образом 5 заготовок лаваша. Можете делать заготовки по мере приготовления предыдущей на сковородке.
- Разогрейте сковородку — чугунную или антипригарную.
- Сформируйте из одной заготовки лепешку — раскатайте или распластайте руками, уложите на сковородку и накройте крышкой. Жарьте каждую лепешку 3-4 минуты, пока поверхность не станет плотной, затем переверните и жарьте еще 3-4 минуты.

Время приготовления:

Подготовка дрожжевой воды — 15-20 минут

Замешивание теста — 5-10 минут

«Отдых для теста» — 30 минут

Выпекание хлеба — 10 минут.

Использование хлеба:

Хлеб можно подавать к закускам, супам и вторым блюдам.

Хлеб можно использовать без каких-либо добавок для перекусов.

Рецепт 7. Восточный пышный лаваш (лепешки) с сухими дрожжами

Ингредиенты:

- Безглютеновая мучная смесь 1 кг
- Теплая вода (любое растительное молоко) 200-300 мл (в зависимости от консистенции теста)
- Яйца 2 штуки
- Сухие дрожжи без глютена 16 г
- Кокосовое масло 50 г
- Оливковое масло 2 ст.л.
- Коричневый сахар 2 ч.л.
- Соль 1 ст.л.
- Семена кунжута 1 ст.л.

Приготовление:

- Теплую воду смешайте с сахаром и дрожжами. Поставьте смесь в теплое место на 20 минут.
- В просеянную муку добавьте дрожжевую воду, кокосовое масло, взбитые яйца и соль. Вымесите тесто, накройте посуду полотенцем и поставьте в теплое место без сквозняков на 1-2 часа.
- Посыпьте рабочую поверхность мукой, разделите тесто на 5 частей и раскатайте из них лепешки толщиной 5-8 мм.
- Застелите противень бумагой для выпечки, выложите лепешки, проткните каждую лепешку вилкой в центре, обильно смажьте поверхность оливковым маслом и посыпьте семенами кунжута. Поставьте противень с лепешками в теплое место на 30 минут.
- Разогрейте духовку до 200°C. Выпекайте лаваш 20-30 минут.

Время приготовления:

Подготовка дрожжевой воды — 15-20 минут

Замешивание теста — 5-10 минут

«Отдых для теста» — 1-2 часа

«Отдых для заготовок хлеба» — 30 минут

Выпекание хлеба — 20-30 минут.

Использование хлеба:

Хлеб можно подавать к закускам, супам и вторым блюдам.

Хлеб можно использовать без каких-либо добавок для перекусов.

Рецепт 8. Восточный пышный лаваш (лепешки) со свежими дрожжами

Ингредиенты:

- Безглютеновая мучная смесь 1 кг
- Теплая вода (любое растительное молоко) 200-300 мл (в зависимости от консистенции теста)
- Яйца 2 штуки
- Свежие дрожжи без глютена 40 г
- Оливковое масло 4 ст.л.
- Коричневый сахар 2 ч.л.
- Соль 1 ст.л.
- Семена кунжута 1 ст.л.

Приготовление:

- Теплую воду смешайте с сахаром и дрожжами. Поставьте смесь в теплое место на 20 минут.
- В просеянную муку добавьте дрожжевую воду, 2 ст.л. масла, взбитые яйца и соль. Вымесите тесто, накройте посуду полотенцем и поставьте в теплое место без сквозняков на 1-2 часа.
- Посыпьте рабочую поверхность мукой, разделите тесто на 5 частей и раскатайте из них лепешки толщиной 5-8

мм.

- Застелите противень бумагой для выпечки, выложите лепешки, проткните каждую лепешку вилкой в центре, обильно смажьте поверхность оливковым маслом и посыпьте семенами кунжута. Поставьте противень с лепешками в теплое место на 30 минут.
- Разогрейте духовку до 200°C. Выпекайте лаваш 20-30 минут.

Время приготовления:
Подготовка дрожжевой воды — 15-20 минут
Замешивание теста — 5-10 минут
«Отдых для теста» — 1-2 часа
«Отдых для заготовок хлеба» — 30 минут
Выпекание хлеба — 20-30 минут.
Использование хлеба:
Хлеб можно подавать к закускам, супам и вторым блюдам.
Хлеб можно использовать без каких-либо добавок для перекусов.
<u>Вернуться к Содержанию</u>

Глава 11. Рецепты итальянского хлеба без глютена

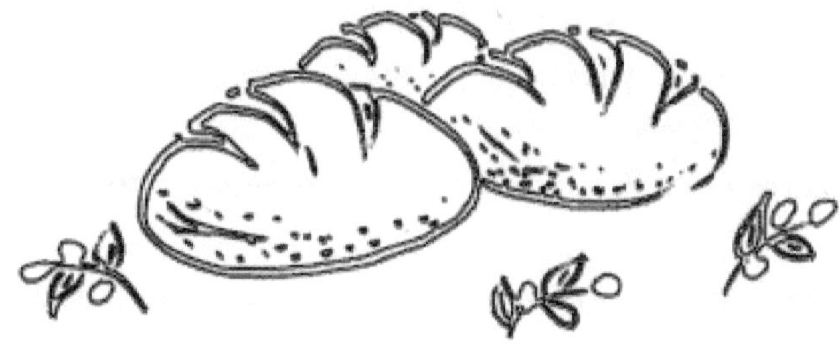

Итальянцы настоящие мастера в приготовлении хлеба. И рецептов у них огромное количество. Самые популярные виды итальянского хлеба — чиабатта и фокачча.

Для их приготовления итальянские пекари используют мягкое и липкое дрожжевое тесто с добавлением оливкового масла.

Заготовки хлеба для чиабатты формируются из теста двумя способами — одни кулинары раскатывает их скалкой, другие просто растягивают тесто руками до нужных размеров.

Перед тем как выпекать хлеб, заготовки обычно протыкают в нескольких местах пальцем или вилкой, чтобы тесто не вздымалось от высокой температуры.

Чиабатта и фокачча могут быть с добавками и без.

Кстати, помимо чиабатта и фокачча итальянцы мастерски выпекают и другие не менее вкусные и интересные виды хлеба, рецепты которых вы найдете в этом разделе.

Рецепт 1. Домашняя чиабатта

Ингредиенты:

Безглютеновая мучная смесь 400 г

Теплая вода (любое растительное молоко) 300 мл (больше или меньше в зависимости от консистенции теста)

Сухие дрожжи без глютена 8 г

Оливковое масло 1 ст.л.

Соль 1 ч.л.

Приготовление:

Смешайте 1/2 ч.л. дрожжей, 100 мл воды и 100 г муки. Перемешайте до получения однородной массы. Поставьте смесь в теплое место на ночь.

Смешайте оставшиеся дрожжи, просеянную мучную смесь и соль.

При постоянном помешивании добавьте в смесь воду, масло и дрожжевую опару. Вымесите тесто. Для удобства можно смазывать руки оливковым маслом.

Смажьте глубокую миску оливковым маслом, переложите в нее тесто, накройте полотенцем и поставьте в теплое место без сквозняков на 1-2 часа.

Застелите противень бумагой для выпечки.

Разделите тесто на 2 части, сформируйте из них две заготовки для хлеба нужной вам формы и уложите на противень.

Накройте заготовки влажным полотенцем и поставьте противень в теплое место на 1-2 часа.

Разогрейте духовку до 200°C.

Снимите с заготовок полотенце, присыпьте поверхность мукой и выпекайте хлеб 35-45 минут.

Для разнообразия в тесто можно добавить мелко нарезанные вяленые томаты, сладкий перец, маслины, зелень и т.д.

Время приготовления:

Подготовка дрожжевой смеси — 6-8 часов

Замешивание теста — 5-10 минут

«Отдых для теста» — 1-2 часа

«Отдых для заготовок хлеба» — 1-2 часа

Выпекание хлеба — 35-45 минут.

Использование хлеба:

Хлеб можно подавать к закускам, супам и вторым блюдам.

Хлеб можно использовать без каких-либо добавок для перекусов.

Рецепт 2. Фокачча с томатами черри

Ингредиенты:

Безглютеновая мучная смесь 500 г

Теплая вода 300 мл

Оливковое масло 2 ст.л.

Сухие дрожжи без глютена 2 ч.л.

Коричневый сахар 2 ч.л.

Соль 1,5 ч.л.

Томаты черри 10-15 штук

Специи (черный перец, розмарин) по вкусу.

Приготовление:

Смешайте дрожжи, сахар и воду. Поставьте в теплое место на 10-15 минут.

В просеянную муку добавьте соль и при постоянном помешивании дрожжевую воду и масло.

Замесите тесто. Для этой цели можно использовать хлебопечку. Тесто должно получится мягким и липким.

Смажьте оливковым маслом глубокую миску, переложите в нее тесто, накройте полотенцем и поставьте в теплое место без сквозняков на 1-2 часа.

Разогрейте духовку до 200°С.

Застелите противень бумагой для выпечки, посыпьте мукой и выложите тесто. Сформируйте руками или скалкой лепешку и сделайте пальцем углубления в тесте. В эти углубления положите томаты черри.

Смажьте заготовку оливковым маслом и посыпьте специями.

Выпекайте хлеб 20-30 минут.

Время приготовления:

Подготовка дрожжевой смеси — 10-15 минут

Замешивание теста — 5-10 минут

«Отдых для теста» — 1-2 часа

Выпекание хлеба — 20-30 минут.

Использование хлеба:

Хлеб можно подавать к закускам, супам и вторым блюдам.

Хлеб можно использовать без каких-либо добавок для перекусов.

Рецепт 3. Фокачча с картофелем и розмарином

Ингредиенты:

- Безглютеновая мучная смесь 500 г
- Теплая вода 300 мл
- Сухие дрожжи без глютена 10 г
- Оливковое масло 2 ст.л.
- Соль 2,5 ч.л.
- Картофель 10 штук небольшого размера (300-400 г)
- Розмарин 1/2 ч.л.

Приготовление:

- Смешайте в глубокой большой миске просеянную муку, дрожжи и соль 1,5 ч.л.
- При постоянном помешивании добавьте в смесь воду и масло. Вымесите тесто. При необходимости добавьте в тесто воду или муку.
- Посыпьте мукой рабочую поверхность, переложите тесто и еще раз хорошо вымесите.
- Смажьте оливковым маслом глубокую миску и переложите в нее тесто, накройте посуду полотенцем и поставьте в теплое место без сквозняков на 1-2 часа.
- Нарежьте картофель тонкими пластиками, уложите в кастрюлю и залейте горячей водой. Доведите воду до кипения и варите картофель 2 минуты. Затем переложите картофель в дуршлаг.
- Разогрейте духовку до 200°C.
- Застелите противень бумагой для выпечки, посыпьте мукой и выложите тесто. Сформируйте руками или скалкой лепешку и сделайте пальцем углубления в тесте.
- Смажьте заготовку оливковым маслом, разложите равномерно пластинки картофеля и посыпьте солью с розмарином.
- Выпекайте хлеб 20-30 минут.

Время приготовления:

Замешивание теста — 10-20 минут

«Отдых для теста» — 1-2 часа

Выпекание хлеба — 20-30 минут.

Использование хлеба:

Хлеб можно подавать к закускам, супам и вторым блюдам.

Хлеб можно использовать без каких-либо добавок для перекусов.

Рецепт 4. Классическая фокачча с томатами и чесноком

Ингредиенты:

- Безглютеновая мучная смесь 500 г
- Теплая вода 300 мл
- Оливковое масло 3 ст.л.
- Сухие дрожжи без глютена 15 г
- Чеснок 2 дольки среднего размера
- Соль 1 ч.л.
- Морская соль щепотка.

Приготовление:

- Раздавите чеснок и смешайте с 1 ст.л. оливкового масла. Поставьте смесь настаиваться на ночь в теплое место.
- Смешайте просеянную муку с солью и дрожжами.
- При постоянном помешивании добавьте в смесь воду и оставшееся масло. Замесите тесто.
- Посыпьте рабочую поверхность мукой, выложите тесто и вымешивайте не менее 5 минут.
- Смажьте глубокую миску оливковым маслом, переложите в нее тесто и поставьте в теплое место без сквозняков на 1-2 часа.
- Смешайте морскую соль с 1 ст.л. воды. Порежьте томаты тонкими пластами.
- Застелите противень бумагой для выпечки, посыпьте мукой и выложите тесто. Сформируйте руками или скалкой лепешку и сделайте пальцем углубления в тесте.
- Смочите заготовку подсоленной водой, обильно смажьте оливковым маслом, равномерно разложите пластинки томатов и нанесите на них чесночное масло.
- Разогрейте духовку до 200°C.
- Выпекайте хлеб 20-30 минут.

Время приготовления:

Приготовление чесночной настойки — 6-8 часов

Замешивание теста — 10-20 минут

«Отдых для теста» — 1-2 часа

Выпекание хлеба — 20-30 минут.

Использование хлеба:

Хлеб можно подавать к закускам, супам и вторым блюдам.

Хлеб можно использовать без каких-либо добавок для перекусов.

Рецепт 5. Фокачча с веганским сыром

Ингредиенты:

- Безглютеновая мучная смесь 550 г
- Вода 300-350 мл
- Оливковое масло 3 ст.л.
- Сухие дрожжи без глютена 10 г
- Веганский твердый сыр со специями 100-150 г (если хорошо переносите молочные продукты, можно использовать любой другой твердый сыр)
- Соль 1,5 ч.л.

Приготовление:

- Смешайте просеянную муку, соль и дрожжи.
- При постоянном помешивании добавьте в смесь теплую воду и масло. Вымесите тесто, накройте посуду полотенцем и поставьте в теплое место без сквозняков на 1-2 часа.
- Рабочую поверхность посыпьте мукой и раскатайте тесто до размеров примерно 30х30 см.
- Застелите противень бумагой для выпечки, переложите заготовку и дайте ей настояться 30 минут в теплом месте.
- Разогрейте духовку до 200°C.
- В заготовке сделайте пальцем углубления. Выпекайте хлеб

15-20 минут, затем достаньте из духовки и посыпьте натертым сыром, после чего выпекайте еще 15-20 минут.

Время приготовления:

Замешивание теста — 10-20 минут

«Отдых для теста» — 1-2 часа

«Отдых для заготовки» — 30 минут

Выпекание хлеба — 30-40 минут.

Использование хлеба:

Хлеб можно подавать к закускам, супам и вторым блюдам.

Хлеб можно использовать без каких-либо добавок для перекусов.

Рецепт 6. Хлеб с маслинами и вялеными томатами

Ингредиенты:

- Безглютеновая мучная смесь 200 г
- Теплая вода (любое растительное молоко) 100 мл (больше или меньше в зависимости от консистенции теста)
- Сухие дрожжи без глютена 10 г
- Яйца 3 штуки
- Оливковое масло 100 мл
- Нарезанные вяленые томаты 100 г
- Нарезанные маслины 100 г
- Тимьян 1 ст.л.
- Чеснок 2 средних дольки
- Соль 1 ч.л.
- Веганский твердый сыр 100 г (любой другой твердый сыр, если хорошо переносите обыкновенные молочные продукты)

Приготовление:

- Смешайте просеянную муку, тимьян и соль. При постоянном помешивании введите в смесь взбитые яйца, воду и масло. Тесто должно быть немного жидким и липким.

- Добавьте в тесто большую часть томатов, маслин, сыра и мелко порубленного чеснока. Хорошо перемешайте.
- Металлическую форму смажьте маслом, силиконовую форму смазывать маслом не обязательно.
- Выложите тесто в форму до половины объема или чуть больше (можно использовать 2 небольших формы), распределите равномерно по поверхности оставшиеся томаты, маслины, сыр и чеснок, чуть вдавите их в тесто.
- Накройте форму с тестом полотенцем и поставьте в теплое место без сквозняков на полчаса.
- Разогрейте духовку до 200°С.
- Чтобы хлеб не подгорел воспользуйтесь фольгой. Одну половину фольги положите на противень под дно формы, другой половиной накройте форму сверху.
- Выпекайте хлеб 35-45 минут. Проверьте готовность. Если необходимо увеличьте время выпекания. Если используйте несколько небольших форм, сократите время выпекания.

Время приготовления:
Замешивание теста — 10-20 минут
«Отдых для заготовки» — 30 минут
Выпекание хлеба — 35-45 минут.

Использование хлеба:
Хлеб можно подавать к закускам, супам и вторым блюдам.
Хлеб можно использовать без каких-либо добавок для перекусов.

Рецепт 7. Чесночный хлеб

Ингредиенты:

- Безглютеновая мучная смесь 500 г
- Теплая вода 300-350 мл

- Сухие дрожи без глютена 8 г
- Оливковое масло 2 ст.л.
- Кокосовое масло 1 ст.л.
- Чеснок 2-3 зубчика средней величины
- Коричневый сахар 1 ст.л.
- Соль 1 ч.л.
- Сушеный тимьян 1/3 ч.л.

Приготовление:

- Смешайте просеянную мучную смесь, дрожжи, сахар и соль.
- Смешайте теплую воду и оливковое масло.
- Влейте при постоянном помешивании водно-масляную смесь в сухие ингредиенты. Вымесите тесто. Если необходимо добавьте воду или муку. Придайте заготовке плоскую вытянутую форму.
- Постелите на противень бумагу для выпечки и переложите на нее заготовку.
- Растолките чеснок и смешайте его с кокосовым маслом. Равномерно распределите смесь по заготовке. Посыпьте лепешку хлеба тимьяном и поставьте в теплое место без сквозняков на 20-30 минут.
- Разогрейте духовку до 220°C.
- Выпекайте хлеб 30-35 минут. Проверьте готовность. Если необходимо увеличьте время выпекания.

Время приготовления:
Замешивание теста — 10-20 минут
«Отдых для заготовки» — 20-30 минут
Выпекание хлеба — 30-35 минут.
Использование хлеба:
Хлеб можно подавать к закускам, супам и вторым блюдам.

Хлеб можно использовать без каких-либо добавок для перекусов.

Рецепт 8. Сицилийские лепешки

Ингредиенты:

- Безглютеновая мучная смесь (желательно грубого помола) 250 г
- Кукурузная крупа 50-70 г
- Теплая газированная вода 250-300 мл
- Сухие дрожжи без глютена 1 ч.л.
- Специи (молотый черный перец, розмарин) по вкусу
- Оливковое масло 2-3 ст.л.
- Соль 1 ч.л.

Приготовление:

- Смешайте дрожжи с теплой водой.
- В заранее просеянную мучную смесь при постоянном помешивании добавьте 1/2 ч.л. соли и дрожжевую воду.
- Вымесите тесто.
- Посыпьте рабочую поверхность мукой, разделите тесто на 8 частей и раскатайте каждую часть в лепешку диаметром примерно 15 см.
- Постелите на противень бумагу для выпечки, выложите лепешки, обильно смажьте поверхность оливковым маслом и посыпьте сверху кукурузной крупой. Оставьте на 5-10 минут. Затем посыпьте сверху специями и оставшейся солью.
- Разогрейте духовку до 200°C.
- Выпекайте лепешки 10-15 минут до появления золотистого оттенка. Проверьте готовность. Если необходимо увеличьте время выпекания.

Время приготовления:

Замешивание теста — 10-20 минут

«Отдых для заготовок» — 5-10 минут

Выпекание хлеба — 10-15 минут.

Использование хлеба:

Хлеб можно подавать к закускам, супам и вторым блюдам.

Хлеб можно использовать без каких-либо добавок для перекусов.

<u>Вернуться к Содержанию</u>

Глава 12. Рецепты испанского хлеба без глютена

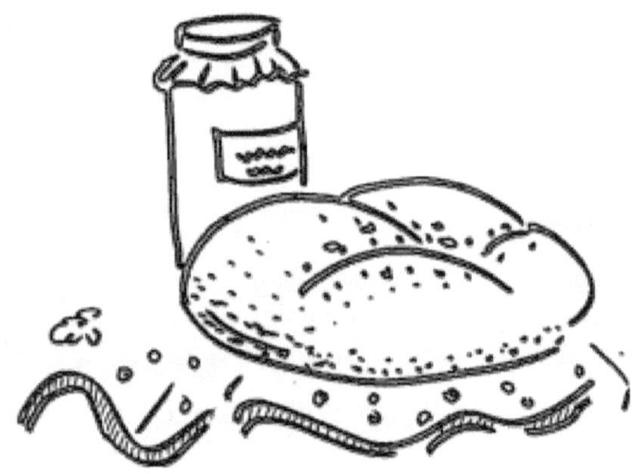

Испанцы такие же мастера в выпечке хлеба, как и итальянцы. Что касается вкусовых предпочтений испанцев, то в Испании больше всего любят хлеб с сладковатым привкусом.

Для этого при выпечке хлеба используются сахар, мед, вино, фрукты, сухофрукты, орешки, пряности и овощи, которые при определенной обработке придают хлебобулочным изделиям сладкий привкус. Буквально единичные рецепты не имеют в своем составе ничего, что могло бы придать хлебу сладкий вкус.

Рецепт 1. Испанский луковый хлеб

Ингредиенты:

- Безглютеновая мучная смесь 400 г
- Теплая вода 100 мл

- Белое вино 100 мл
- Сухие дрожжи без глютена 8 г
- Репчатый лук 1 штука среднего размера
- Оливковое масло 3 ст.л.
- Соль 1 ч.л.
- Специи по вкусу (зира) 2 г.

Приготовление:

- Обжарьте мелко порезанный лук на сковородке в небольшом количестве оливкового масла.
- В глубокой миске смешайте просеянную муку, дрожжи, соль и специи.
- При постоянном помешивании введите в смесь воду и вино. Хорошо перемешайте и вымесите тесто. Добавьте лук и еще раз хорошо перемешайте.
- Накройте посуду с тестом полотенцем и поставьте в теплое место без сквозняков на 1 час.
- Хлеб можно выпекать одним цельным куском, а можно разделить на несколько частей и испечь несколько небольших лепешек. Для этого выложите тесто на посыпанную мукой рабочую поверхность и разделите на необходимое количество частей.
- Разогрейте духовку до 200°С.
- Застелите противень бумагой для выпечки и выложите заготовку (или несколько заготовок).
- Выпекайте хлеб 30-40 минут. Проверьте готовность. При необходимости увеличьте время выпекания.

Время приготовления:
Поджарка лука — 10-15 минут
Замешивание теста — 10-15 минут
«Отдых для теста» — 1 час

Выпекание хлеба — 30-40 минут.

Использование хлеба:

Хлеб можно подавать к закускам, супам и вторым блюдам.

Хлеб можно использовать без каких-либо добавок для перекусов.

Рецепт 2. Хлеб с томатами и специями

Ингредиенты:

- Безглютеновая мучная смесь 400 г
- Вода 150 мл
- Оливковое масло 3 ст.л.
- Свежие дрожжи без глютена 20 г
- Томаты 3 штуки среднего размера
- Сухой кайенский перец 1 маленькая штучка
- Чеснок 3 дольки среднего размера
- Тимьян 1/2 ч.л.
- Соль 1,5 ч.л.

Приготовление:

- Помидоры очистите от кожицы и мелко порежьте. Порубите чеснок и кайенский перец. Смешайте томаты, перец и чеснок. Добавьте соль и тимьян. Обжарьте смесь на сковородке в оливковом масле. Достаточно 10 минут обжарки. Дайте остыть до комнатной температуры.
- Разведите дрожжи в теплой воде и при постоянном помешивании добавьте в просеянную заранее муку.
- Добавьте в мучную массу поджарку и хорошо перемешайте.
- Вымесите тесто, разделите на 5-6 частей и сформируйте небольшие лепешки.
- Застелите противень бумагой для выпечки, выложите лепешки, накройте их полотенцем и поставьте в теплое место без сквозняков на 1 час.

- Разогрейте духовку до 200°C.
- Выпекайте хлеб 20-30 минут. Проверьте готовность. При необходимости увеличьте время выпекания.

Время приготовления:

Подготовка ингредиентов — 1 час

Замешивание теста — 10-15 минут

«Отдых для заготовок» — 1 час

Выпекание хлеба — 20-30 минут.

Использование хлеба:

Хлеб можно подавать к закускам, супам и вторым блюдам.

Хлеб можно использовать без каких-либо добавок для перекусов.

Рецепт 3. Сладкий медовый хлеб с орешками, изюмом и семенами подсолнечника

Ингредиенты:

- Безглютеновая мучная смесь 400 г
- Вода 200 мл
- Жидкий мед 3 ст.л.
- Сухие дрожжи без глютена 14 г
- Смесь измельченных орешков (любых), семян подсолнечника и изюма 50 г
- Оливковое масло 3 ст.л.
- Соль 1 ч.л.

Приготовление:

- Заранее замочите изюм и измельчите орешки.
- Разведите дрожжи в теплой воде с медом.
- При постоянном помешивании добавьте в просеянную мучную смесь дрожжевую воду и масло. Вымесите тесто.
- Добавьте в тесто измельченные орешки, семена подсолнечника и изюм. Хорошо перемешайте.

- Разделите тесто на 5-6 частей и сформируйте небольшие лепешки.
- Застелите противень бумагой для выпечки, выложите лепешки, накройте их полотенцем и поставьте в теплое место без сквозняков на 1-2 часа.
- Разогрейте духовку до 200°С.
- Выпекайте хлеб 20-30 минут. Проверьте готовность. При необходимости увеличьте время выпекания.

Время приготовления:

Подготовка ингредиентов — 1 час

Замешивание теста — 10-15 минут

«Отдых для заготовок» — 1-2 часа

Выпекание хлеба — 20-30 минут.

Использование хлеба:

Хлеб можно подавать к закускам, супам и вторым блюдам.

Хлеб можно использовать без каких-либо добавок для перекусов.

Рецепт 4. Сладкий испанский хлеб без дрожжей с грецкими орехами

Ингредиенты:

- Безглютеновая мучная смесь 300 г
- Теплая вода 150-200 мл
- Яйца 1 штука
- Кокосовое масло 50 г
- Коричневый сахар 200 г
- Сода 1,5 ч.л.
- Яблочный уксус 1,5 ч.л.
- Измельченные грецкие орехи 100 г
- Изюм 50 г.

Приготовление:

- Заранее измельчите орешки и замочите изюм.
- Взбейте яйцо, сахар и кокосовое масло до получения однородной массы.
- В просеянную муку при постоянном помешивании добавьте воду, яично-кокосовую массу и соду, гашеную уксусом. Вымесите тесто.
- Добавьте в тесто орехи и изюм. Хорошо перемешайте.
- Посыпьте мукой рабочую поверхность, выложите тесто и вымешивайте его в течение 5 минут.
- Металлическую форму смажьте оливковым маслом, силиконовую форму смазывать маслом не обязательно.
- Заполните тестом форму до половину объема (можно использовать две небольших формы), накройте полотенцем и поставьте в теплое место без сквозняков на полчаса.
- Разогрейте духовку до 200 °С.
- Выпекайте хлеб 30-40 минут. Проверьте готовность. При необходимости увеличьте время выпекания. Если используете несколько небольших форм, сократите время выпекания.

Время приготовления:
Подготовка ингредиентов — 1 час
Замешивание теста — 10-15 минут
«Отдых для заготовки» — 30 минут
Выпекание хлеба — 30-40 минут.
Использование хлеба:
Хлеб можно подавать к закускам, супам и вторым блюдам.
Хлеб можно использовать без каких-либо добавок для перекусов.

Вернуться к Содержанию

Глава 13. Рецепты французского хлеба без глютена

Больше всего французы любят белый хлеб. Особенно багет. Однако иногда радуют себя и другими видами хлеба. Традиционный французский хлеб без глютена, включая багет, можно без проблем испечь в обыкновенной духовке.

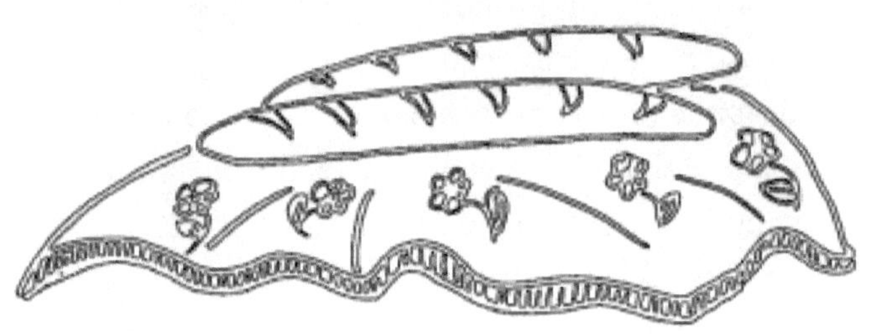

Рецепт 1. Французский багет

Ингредиенты:

- Безглютеновая мучная смесь 500 г
- Теплая вода 350 мл
- Сухие дрожжи без глютена 8 г
- Соль 1,5 ч.л.

Приготовление:

- Разведите дрожжи в теплой воде.
- В просеянную муку добавьте соль и при постоянном помешивании дрожжевую воду. Хорошо вымесите тесто. Тесто получается липким, поэтому для удобства во время замеса можно смазывать руки оливковым маслом.
- Накройте посуду с тестом полотенцем и поставьте в теплое место без сквозняков на ночь.
- Посыпьте рабочую поверхность мукой и выложите на нее тесто. Сверху тесто тоже присыпьте мукой. Разделите тесто на несколько частей — 2, 3 или 4. Сформируйте длинные батоны.

- Застелите противень бумагой для выпечки, посыпьте немного мукой, уложите заготовки и поставьте в теплое место без сквозняков на 1-2 часа.
- Разогрейте духовку до 200°С.
- Перед тем как поставить противень с хлебом в духовку, сделайте на багетах неглубокие насечки.
- Выпекайте хлеб 20-30 минут.

Время приготовления:

Замешивание теста — 10-15 минут

«Отдых для теста» — 6-8 часов

«Отдых для заготовок» — 1-2 часа

Выпекание хлеба — 20-30 минут.

Использование хлеба:

Хлеб можно подавать к закускам, супам и вторым блюдам.

Хлеб можно использовать без каких-либо добавок для перекусов, а так же для приготовления бутербродов.

Рецепт 2. Быстрый французский багет

Ингредиенты:

- Безглютеновая мучная смесь 500 г
- Теплая вода 300 мл
- Свежие дрожжи без глютена 30 г
- Коричневый сахар 1 ст.л.
- Оливковое масло 2 ст.л.
- Соль 1 ч.л.

Приготовление:

- Посыпьте дрожжи сахаром и перемешайте до полного растворения дрожжей.
- Добавьте в просеянную муку при постоянном помешивании воду, дрожжевую смесь и масло. Хорошо

вымесите тесто.

- Посыпьте рабочую поверхность мукой, выложите тесто и разделите его на 3 части.
- Сформируйте из теста три длинных багета.
- Застелите противень бумагой для выпечки, слегка посыпьте мукой и выложите заготовки хлеба.
- Дайте заготовкам настояться 15-20 минут.
- Разогрейте духовку до 200°C.
- Перед тем как поставить противень с хлебом в духовку, сделайте на багетах насечки.
- Выпекайте хлеб 20-30 минут.

Время приготовления:

Замешивание теста — 10-15 минут

«Отдых для заготовок» — 15-20 минут

Выпекание хлеба — 20-30 минут.

Использование хлеба:

Хлеб можно подавать к закускам, супам и вторым блюдам.

Хлеб можно использовать без каких-либо добавок для перекусов, а так же для приготовления бутербродов.

Рецепт 3. Классический французский хлеб

Ингредиенты:

- Безглютеновая мучная смесь 500 г
- Вода 300 мл
- Оливковое масло 50 г
- Сухие дрожи без глютена 8 г
- Сахар 4 ч.л.
- Соль 1 ч.л.
- Семена кунжута 1 ч.л.

Приготовление:

- Смешайте заранее просеянную муку, сахар, соль и дрожжи.
- При постоянном помешивании добавьте в смесь теплую воду и масло. Хорошо вымесите тесто.
- Металлическую форму смажьте оливковым маслом, силиконовую форму смазывать маслом не обязательно.
- Заполните тестом форму до половину объема (можно использовать две небольших формы), смочите поверхность заготовки водой, посыпьте семенами кунжута, накройте полотенцем и поставьте форму в теплое место без сквозняков на 1-2 часа.
- Разогрейте духовку до 200 °С.
- Выпекайте хлеб 30-40 минут. Проверьте готовность. При необходимости увеличьте время выпекания. Если используете несколько небольших форм, сократите время выпекания.

Время приготовления:
Замешивание теста — 10-15 минут
«Отдых для заготовок» — 1-2 часа
Выпекание хлеба — 20-30 минут.

Использование хлеба:

Хлеб можно подавать к закускам, супам и вторым блюдам.

Хлеб можно использовать без каких-либо добавок для перекусов, а так же для приготовления бутербродов.

Рецепт 4. Французский деревенский хлеб

Ингредиенты:

- Безглютеновая мучная смесь 1 кг
- Вода 650 мл
- Свежие дрожжи без глютена 40 г
- Коричневый сахар 1 ст.л.
- Соль 2 ч.л.

Приготовление:

- Засыпьте дрожи сахаром и перемешайте до полного растворения дрожжей.
- Смешайте соль с просеянной мукой и при постоянном помешивании добавьте воду и дрожжевую смесь.
- Вымесите тесто, накройте посуду с тестом полотенцем и поставьте в теплое место без сквозняков на 1-2 часа.
- Когда тесто поднимется достаньте его из миски и выложите на посыпанную мукой рабочую поверхность. Еще раз хорошо вымесите и сформируйте из теста шар.
- Застелите противень бумагой для выпечки, положите заготовку и слегка примните ее рукой. Поставьте противень с заготовкой в теплое место на 1 час.
- Разогрейте духовку до 200°С. Сделайте на заготовке неглубокие насечки.
- Выпекайте хлеб 35-45 минут. На время выпекания поставьте в духовку на самый низ противень, наполненный водой, чтобы хлеб пекся во влажном воздухе. Проверьте готовность. При необходимости увеличьте время выпекания.

Время приготовления:
Замешивание теста — 10-15 минут
«Отдых для теста» — 1-2 часа
«Отдых для заготовки» — 1 час
Выпекание хлеба — 35-45 минут.

Использование хлеба:
Хлеб можно подавать к закускам, супам и вторым блюдам.
Хлеб можно использовать без каких-либо добавок для перекусов, а так же для приготовления бутербродов.

Вернуться к Содержанию

Глава 14. Рецепты турецкого хлеба без глютена

В Турции обожают хлеб и употребляют его во время каждой трапезы. Классический турецкий хлеб выпекается из пшеничной муки. Но прекрасно получается и из безглютеновых смесей.

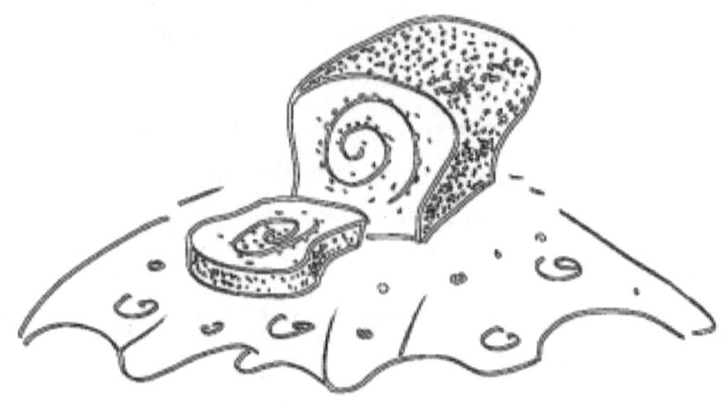

Рецепт 1. Лепешка с семенами кунжута и тмина

Ингредиенты:

- Кукурузная мука 100 г
- Рисовая мука 100 г
- Кукурузный крахмал 100 г
- Вода 200 мл
- Яйца 1 штука (желток)
- Кокосовое масло 50 г
- Оливковое масло 100 мл
- Свежие дрожжи без глютена 30 г
- Семена кунжута 2 ст.л.
- Семена тмина 1 ч.л.
- Коричневый сахар 1 ст.л.
- Соль 1 ч.л.

Приготовление:

- Посыпьте дрожжи сахаром и перемешайте до полного растворения дрожжей.
- В просеянную муку при постоянном помешивании добавьте воду, оливковое масло, соль и семена тмина. Хорошо вымесите тесто, накройте миску полотенцем и поставьте в теплое место без сквозняков на 1 час.
- Взбейте яичный желток с кокосовым маслом.
- Посыпьте рабочую поверхность мукой, выложите тесто и сформируйте из него круглую лепешку.
- Застелите противень бумагой для выпечки и посыпьте мукой.
- Уложите лепешку на противень и смажьте смесью из кокоса и яичного желтка.
- Посыпьте хлеб семенами кунжута.
- Разогрейте духовку до 180°C.
- Выпекайте хлеб 30-40 минут. Проверьте готовность. При необходимости увеличьте время выпекания.

Время приготовления:
Замешивание теста — 10-15 минут
«Отдых для теста» — 1 час
Выпекание хлеба — 30-40 минут.

Использование хлеба:
Хлеб можно подавать к закускам, супам и вторым блюдам.
Хлеб можно использовать без каких-либо добавок для перекусов, а так же для приготовления бутербродов.

Рецепт 2. Турецкая пита

Ингредиенты:

- Безглютеновая мучная смесь 750 г
- Теплая вода 300-400 мл (больше или меньше в зависимости от консистенции теста)
- Свежие дрожжи без глютена 50 г

- Коричневый сахар 2 ст.л.
- Соль 2 ч.л.

Приготовление:

- Посыпьте дрожжи сахаром и перемешайте до полного растворения.
- В просеянную муку добавьте соль, а затем при постоянном помешивании введите воду и дрожжевую смесь.
- Хорошо вымесите тесто.
- Посыпьте рабочую поверхность мукой, выложите тесто и еще раз хорошо вымесите.
- Разделите тесто на 12-15 частей и скатайте из них колобки.
- Каждый колобок немного придавите и раскатайте в лепешку.
- Застелите противень бумагой для выпечки и посыпьте мукой.
- Выложите лепешки на противень, прикройте заготовки полотенцем и поставьте противень в теплое место на 1 час.
- Разогрейте духовку до 180°C.
- Выпекайте хлеб 10-15 минут. Проверьте готовность. При необходимости увеличьте время выпекания.

Время приготовления:
Замешивание теста — 15-20 минут
«Отдых для заготовок» — 1 час
Выпекание хлеба — 10-15 минут.
Использование хлеба:
Хлеб можно подавать к закускам, супам и вторым блюдам.

Хлеб можно использовать без каких-либо добавок для перекусов, а так же для приготовления бутербродов.

Рецепт 3. Турецкий хлеб Pidesi

Ингредиенты:

- Безглютеновая мучная смесь 1 кг
- Вода (любое растительное молоко) 700 мл (больше или меньше в зависимости от консистенции теста)
- Сухие дрожжи без глютена 12 г
- Коричневый сахар 2 ч.л.
- Соль 1 ч.л.
- Оливковое масло 70 г
- Кокосовое масло 1,5 ст.л.
- Жидкий мед 1 ст.л.
- Яйца 1 штука (желток)
- Семена кунжута 1 ст.л.

Приготовление:

- Разведите дрожжи в теплой воде. Добавьте сахар и 100 г муки. Хорошо перемешайте. Поставьте смесь в теплое место на полчаса.
- Смешайте заранее просеянную муку с солью и при постоянном помешивании добавьте воду, оливковое масло, кокосовое масло и дрожжевую смесь.
- Вымесите тесто, накройте посуду полотенцем и поставьте в теплое место без сквозняков на 1-2 часа.
- Посыпьте рабочую поверхность мукой и выложите тесто. Еще раз хорошо вымесите и разделите на четыре части. Оставьте заготовки подниматься на 20-30 минут.
- Застелите противень бумагой для выпечки и слегка посыпьте мукой.
- Выложите заготовки на противень, покрытый бумагой

для выпечки, и скалкой (или руками) сформируйте из них лепешки толщиной 2-3 см.

- Смажьте лепешки яичным желтком и посыпьте кунжутом.
- Разогрейте духовку до 180°C.
- Выпекайте хлеб 15-20 минут до появления золотистой корочки. Проверьте готовность. При необходимости увеличьте время выпекания.

Время приготовления:

Приготовление дрожжевой смеси — 30 минут

Замешивание теста — 15-20 минут

«Отдых для теста» — 1-2 часа

«Отдых для заготовок» — 20-30 минут

Выпекание хлеба — 15-20 минут.

Использование хлеба:

Хлеб можно подавать к закускам, супам и вторым блюдам.

Хлеб можно использовать без каких-либо добавок для перекусов, а так же для приготовления бутербродов.

Рецепт 4. Сладкий турецкий хлеб

Ингредиенты:

- Безглютеновая мучная смесь 400 г
- Кукурузная крупа 200 г
- Вода (любое растительное молоко) 300 мл
- Сухие дрожжи без глютена 12 г
- Оливковое масло 3 ст.л.
- Кокосовое масло 80 г
- Коричневый сахар 1 ст.л.
- Жидкий мед 4 ст.л.
- Яйца 1 штука
- Соль 1 ч.л.

Приготовление:

- Растворите дрожжи в теплой воде. Добавьте сахар. Хорошо перемешайте.
- Смешайте кукурузную крупу и заранее просеянную мучную смесь с солью. При постоянном помешивании добавьте дрожжевую воду, взбитое яйцо и оливковое масло.
- Хорошо вымесите тесто. Накройте посуду полотенцем и поставьте в теплое место без сквозняков на 2-3 часа.
- Посыпьте рабочую поверхность мукой, выложите тесто и разделите его на 4 части.
- Растопите кокосовое масло и мед в отдельных чашках.
- Раскатайте 4 тонких длинных пласта.
- Каждый пласт смажьте маслом, затем медом, скрутите жгутом и сверните улиткой.
- Застелите противень бумагой для выпечки, уложите заготовки и дайте постоять 30 минут в теплом месте.
- Разогрейте духовку до 180-200°C.
- Выпекайте хлеб 20-30 минут до появления золотистой корочки. Проверьте готовность. При необходимости увеличьте время выпекания.

Время приготовления:
Замешивание теста — 15-20 минут
«Отдых для теста» — 2-3 часа
«Отдых для заготовок» — 20-30 минут
Выпекание хлеба — 20-30 минут.
Использование хлеба:
Хлеб можно подавать к чаю.
Хлеб можно использовать без каких-либо добавок для перекусов.

Вернуться к Содержанию

Глава 15. Рецепты индийского хлеба без глютена

Индийский хлеб единственный в своем роде. Ни в одной стране мире не пекут подобного хлеба. Хотя бы по этой причине стоит попробовать испечь настоящий индийский хлеб.

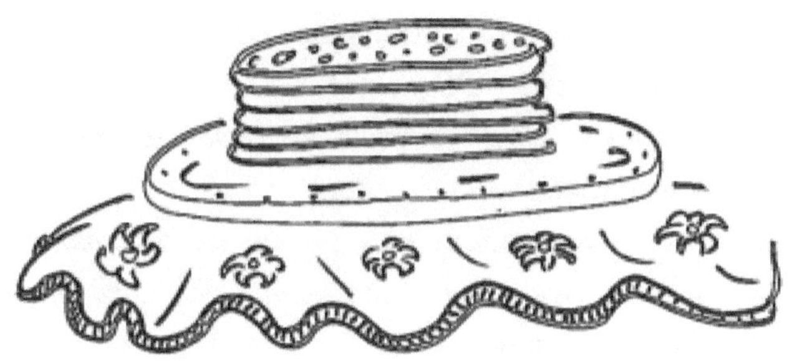

Рецепт 1. Лепешки Чапати

Ингредиенты:

- Безглютеновая мучная смесь 500 г
- Вода 300 мл (больше или меньше в зависимости от консистенции теста)
- Соль 1 ч.л.

Приготовление:

- Смешайте просеянную мучную смесь, соль и воду.
- Тесто должно быть мягким, но не липким. При необходимости добавьте воду или муку.
- Сформируйте из теста шар, уложите его в миску, накройте полотенцем и поставьте в теплое место без сквозняков на полчаса.
- Посыпьте рабочую поверхность мукой, выложите тесто и еще раз хорошо вымесите.
- Сформируйте из теста небольшие шарики 4-5 см в диаметре, и раскатайте тонкие круглые лепешки.

- Разогрейте чугунную или антипригарную сковородку.
- Обжарьте лепешки с каждой стороны. Достаточно 5-10 секунд на каждую сторону.

Время приготовления:
Замешивание теста — 15-20 минут
«Отдых для теста» — 30 минут
Выпекание хлеба — 10-20 секунд для каждой лепешки.
Использование хлеба:
Хлеб можно подавать к закускам, супам, вторым блюдам и чаю.
Хлеб можно использовать без каких-либо добавок для перекусов.
Рецепт 2. Лепешки наан
Ингредиенты:

- Безглютеновая мучная смесь 450 г
- Любое растительное молоко 200 мл
- Яйцо 1 штука
- Коричневый сахар 30 г
- Кокосовое масло 2 ч.л.
- Тмин 1 ч.л.
- Соль ч.л.

Приготовление:

- Взбейте яйцо с молоком.
- Смешайте заранее просеянную муку, сахар и соль. При постоянном помешивании добавьте к сухим ингредиентам взбитое с яйцом молоко.
- Хорошо вымесите тесто. Добавьте в тесто масло и тмин. Вымесите тесто еще раз.
- Посыпьте рабочую поверхность мукой.
- Разделите тесто на небольшие кусочки диаметром 3-4 см, раскатайте из них лепешки.

- Разогрейте духовку до 180°C.
- Застелите противень бумагой для выпечки и выложите лепешки.
- Выпекайте лепешки 5-10 минут до появления золотистого оттенка.

Время приготовления:

Замешивание теста — 15-20 минут

Выпекание хлеба — 5-10 минут

Использование хлеба:

Хлеб можно подавать к закускам, супам, вторым блюдам и чаю.

Хлеб можно использовать без каких-либо добавок для перекусов.

Рецепт 3. Индийский хлеб Паратха

Ингредиенты:

- Безглютеновая мучная смесь (желательно грубого помола) 300 г
- Теплая вода 200 мл (больше или меньше в зависимости от консистенции теста)
- Кокосовое масло 5 ст.л.

Приготовление:

- Добавьте в заранее просеянную мучную смесь при постоянном помешивании теплую воду.
- Хорошо вымесите тесто. Оно должно быть эластичным.
- Оберните тесто влажным полотенцем и фольгой. Поставьте емкость с тестом в теплое место без сквозняков на полчаса.
- Растопите кокосовое масло.
- Посыпьте рабочую поверхность мукой и выложите тесто.
- Разделите тесто на 12-15 частей и скатайте шарики.
- Каждый шарик раскатайте, смажьте маслом, сложите

лепешку пополам, еще раз раскатайте и еще раз смажьте маслом.

- Разогрейте антипригарную сковороду и обжарьте лепешки с двух сторон до появления золотистого оттенка.

Время приготовления:
Замешивание теста — 15-20 минут
«Отдых для теста» — 30 минут
Выпекание хлеба — 1-2 минуты (в зависимости от температуры сковороды) для каждой лепешки
Использование хлеба:
Хлеб можно подавать к закускам, супам, вторым блюдам и чаю.
Хлеб можно использовать без каких-либо добавок для перекусов.
<u>Вернуться к Содержанию</u>

Глава 16. Крекеры (хрустящие хлебцы)

Крекеры прекрасная замена хлебу. Их можно включать в рацион ежедневно и подавать на праздничный стол в качестве легкой закуски.

Соленые крекеры можно подавать к супам, вторым блюдам и закускам — с оливками, мясом, овощами, икрой и без каких-либо добавок.

Сладкие крекеры можно подавать к чаю, кофе, сокам, смузи и коктейлям — с вареньем, джемом, шоколадной пастой и также, как и соленые крекеры, без каких-либо добавок.

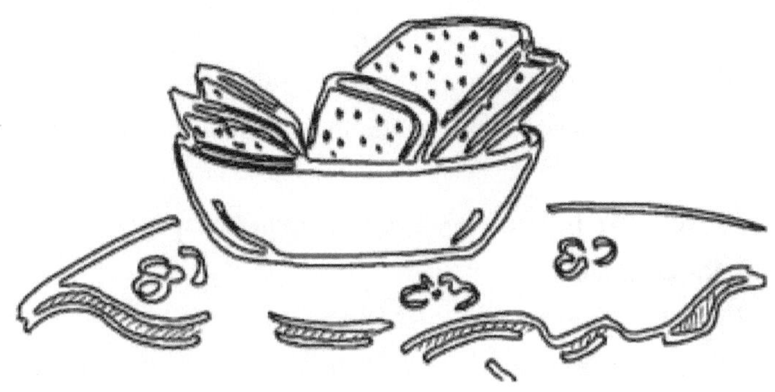

Рецепт 1. Рисовые крекеры

Ингредиенты:

- Рисовая каша (липкая) 1,5 стакана
- Рисовая мука 1 стакан
- Кукурузная крупа 2 ст.л.
- Коричневый сахар 1/4 стакана
- Соль 1/2 ч.л.
- Оливковое масло (можно кокосовое масло) 4 ст.л.
- Любое растительное молоко (если переносите молочные продукты, можно использовать обыкновенное молоко) 1 стакан (больше или меньше в зависимости от консистенции теста).

Приготовление:

- Сварите рисовую кашу.
- Просейте муку и смешайте все сухие ингредиенты.
- Добавьте в сухую смесь постепенно и при постоянном помешивании молоко, масло и рисовую кашу. Вымесите тесто. При необходимости добавьте молоко или рисовую муку. Тесто должно быть упругим и плотным.
- Разделите тесто на 2 части, положите их в глубокую

посуду, накройте салфеткой и поставьте в холодильник на 1 час.

- Чтобы тесто не прилипало к рабочей поверхности, можете смазать ее растительным маслом или посыпать мукой.
- Раскатайте из теста тонкие пласты и порежьте на ломтики необходимой величины.
- Разогрейте духовку до 180°C.
- На противне расстелите бумагу для выпечки и выложите заготовки.
- Выпекайте крекеры 20-25 минут пока они не станут золотистого цвета.

Время приготовления:

Замешивание теста — 15-20 минут

«Отдых для теста» — 1 час

Выпекание крекеров — 20-25 минут.

Использование крекеров:

Крекеры можно подавать к закускам, супам, вторым блюдам и чаю.

Крекеры можно использовать без каких-либо добавок для перекусов.

Рецепт 2. Банановые крекеры

Ингредиенты:

- Безглютеновая мучная смесь 2 стакана
- Бананы 1 штука
- Мед 2 ст.л.
- Кокосовое масло 7 ст.л.
- Соль 1/4 ч.л.
- Сода 1/8 ч.л.
- Теплая вода 2 ст.л.

Приготовление:

- Смешайте сухие ингредиенты — заранее просеянную муку, соду и соль.
- Добавьте в смесь мягкое кокосовое масло и перетрите массу в крошку.
- В небольшой емкости растворите мед в теплой воде.
- Банан разомните вилкой.
- При постоянном помешивании добавьте в мучную смесь медовую воду и банан.
- Вымесите тесто, разделите на 2 части, положите их в глубокую посуду, накройте салфеткой и поставьте в холодильник на 1 час.
- Чтобы тесто не прилипало к рабочей поверхности, можете смазать ее растительным маслом или посыпать мукой.
- Раскатайте из теста тонкие пласты и порежьте на ломтики необходимой величины.
- Разогрейте духовку до 180°C.
- На противне расстелите бумагу для выпечки и выложите заготовки.
- Выпекайте крекеры 20-25 минут пока они не станут золотистого цвета.

Время приготовления:
Замешивание теста — 15-20 минут
«Отдых для теста» — 1 час
Выпекание крекеров — 20-25 минут.

Использование крекеров:
Крекеры можно подавать к сладким напиткам, чаю и кофе.
Крекеры можно использовать без каких-либо добавок для перекусов.

Рецепт 3. Медовые крекеры

Ингредиенты:

- Безглютеновая мучная смесь 2.5 стакана
- Мед 1/3 стакана
- Кокосовое масло 150 г
- Любое растительное молоко (если переносите молочные продукты, можете использовать обычное коровье молоко) 10 ст.л. (больше или меньше в зависимости от консистенции теста — оно должно мягким и липким)
- Коричневый сахар 1,5 стакана
- Ваниль 1 ст.л.
- Корица (порошок) 1 ч.л.
- Сода 1 ч.л.
- Соль - 3/4 ч.л.

Приготовление:

- Смешайте сухие ингредиенты — заранее просеянную мучную смесь, коричневый сахар (оставьте для посыпки 3 ст.л.), соду и соль.
- Взбейте смесь (в блендере) с кокосовым маслом до крошки.
- В отдельной емкости взбейте мед, молоко и ваниль.
- Смешайте мучную и медовую смеси. Тесто должно быть липким и мягким.
- Разложите на рабочей поверхности пищевую пленку, слегка посыпьте ее мукой, выложите тесто, оберните пленкой и поставьте в холодильник на 2-3 часа (можно на ночь).
- Сделайте посыпку. Для этого смешайте оставшийся сахар и корицу.
- Разделите тесто на 2 части. Пока работаете с первой частью, вторая пусть остается в холодильнике.

- Чтобы тесто не прилипало к рабочей поверхности, можете смазать ее растительным маслом или посыпать мукой. Так же поступите и со скалкой — смажьте маслом или периодически посыпайте мукой.

- Раскатайте из теста тонкие пласты 3-4 мм толщиной и порежьте на ломтики необходимой величины.

- На противне расстелите бумагу для выпечки и выложите заготовки. Скорее всего, понадобится 2 противня. Поставьте противни с заготовками в холодильник на 1 час.

- Разогрейте духовку до 180°C.

- Достаньте противни из холодильника, посыпьте заготовки посыпкой и выпекайте крекеры 15-20 минут пока они не станут золотистого цвета.

Время приготовления:

Замешивание теста — 15-20 минут

«Отдых для теста» — 2-3 часа

«Отдых для заготовок» — 1 час

Выпекание крекеров — 15-20 минут.

Использование крекеров:

Крекеры можно подавать к сладким напиткам, чаю и кофе.

Крекеры можно использовать без каких-либо добавок для перекусов.

Рецепт 4. Чесночные крекеры

Ингредиенты:

- Безглютеновая мучная смесь 2 стакана

- Любое рафинированное растительное масло 1/2 стакана

- Соль 2 ч.л.

- Теплая вода 1/3 стакана (больше или меньше в зависимости от консистенции теста)

- Чесночный порошок 1 ч.л.

Приготовление:

- Смешайте сухие ингредиенты — заранее просеянную мучную смесь и соль.
- При постоянном помешивании добавьте в смесь масло и теплую воду. Добавляйте воду до тех пор, пока тесто станет по консистенции эластичным и плотным.
- Разделите тесто на 2 части, положите их в глубокую посуду, накройте салфеткой и поставьте в холодильник на 30 минут.
- Раскатайте из теста очень тонкие пласты прямо на бумаге для выпекания и порежьте на ломтики необходимой величины.
- Чтобы тесто не прилипало к бумаге, можете смазать ее растительным маслом или посыпать мукой.
- Разогрейте духовку до 200°C.
- Уложите бумагу с заготовками на противень и выпекайте крекеры 10-15 минут пока они не станут золотистого цвета.

Время приготовления:

Замешивание теста — 15-20 минут

«Отдых для теста» — 30 минут

Выпекание крекеров — 10-15 минут.

Использование крекеров:

Крекеры можно подавать к супу, вторым блюдам и закускам.

Крекеры можно использовать без каких-либо добавок для перекусов.

Рецепт 5. Сладкие крекеры с семенами и орешками

Ингредиенты:

- Измельченные орешки (любые орешки измельчите в крошку) 100 г

- Семена подсолнечника 100 г
- Семена тыквы 50 г
- Семена кунжута 50 г
- Семена льна 70 г
- Безглютеновая мучная смесь 150 г
- Кокосовое масло (можно оливковое, только не первого отжима) 100 мл
- Горячая вода (кипящая) 200 мл
- Коричневый сахар 1/2 стакана.

Приготовление:

- Разогрейте духовку до 150°C.
- Смешайте все сухие ингредиенты (оставьте 1 ст.л. сахара для посыпки).
- Вскипятите воду и при постоянном помешивании добавьте ее в смесь.
- Добавьте масло. Хорошо перемешайте тесто.
- Расстелите на рабочей поверхности лист бумаги для выпечки и на середину выложите получившееся тесто. Сверху тесто накройте вторым листом бумаги такого же размера.
- Раскатайте тесто находящееся между двумя листами бумаги как можно тоньше и равномернее. Примерно, до размера противня или формы для выпечки.
- Переложите заготовку на противень (или в форму), снимите верхний лист бумаги и посыпьте заготовку оставшимся сахаром.
- Можете накрыть заготовку сверху опять листом бумаги для выпечки (или фольгой), чтобы тесто не подгорело. Если уверены в своей духовке, можете поставить заготовку запекаться в духовой шкаф, не покрывая тесто сверху бумагой или фольгой.

- Выпекайте крекеры при температуре 150°С около 30-50 минут. Затем достаньте из духовки, охладите и разломайте на большие куски.

Время приготовления:
Замешивание теста — 15-20 минут
Выпекание крекеров — 30-50 минут.
Использование крекеров:
Крекеры можно подавать к сладким напиткам, чаю и кофе.
Крекеры можно использовать без каких-либо добавок для перекусов.

Рецепт 6. Соленые крекеры с семенами

Ингредиенты:

- Семена подсолнечника 100 г
- Семена тыквы 100 г
- Семена кунжута 50 г
- Семена льна 100 г
- Безглютеновая мучная смесь 150 г
- Оливковое масло (не первого отжима) 100 мл
- Горячая вода (кипящая) 200 мл
- Соль 1/2 ч.л.

Приготовление:

- Разогрейте духовку до 150°С.
- Смешайте все сухие ингредиенты (оставьте щепотку соли для посыпки).
- Вскипятите воду и при постоянном помешивании добавьте ее в смесь.
- Добавьте масло. Хорошо перемешайте тесто.
- Расстелите на рабочей поверхности лист бумаги для выпечки и на середину выложите получившееся тесто.

Сверху тесто накройте вторым листом бумаги такого же размера.

- Раскатайте тесто находящееся между двумя листами бумаги как можно тоньше и равномернее. Примерно, до размера противня или формы для выпечки.

- Переложите заготовку на противень (или в форму), снимите верхний лист бумаги и посыпьте заготовку оставшейся солью.

- Можете накрыть заготовку сверху опять листом бумаги для выпечки (или фольгой), чтобы тесто не подгорело. Если уверены в своей духовке, можете поставить заготовку запекаться в духовой шкаф, не покрывая тесто сверху бумагой или фольгой.

- Выпекайте крекеры при температуре 150°С около 30-40 минут. Затем достаньте из духовки, охладите и разломайте на большие куски.

Время приготовления:

Замешивание теста — 15-20 минут

Выпекание крекеров — 30-40 минут.

Использование крекеров:

Крекеры можно подавать к супу, вторым блюдам и закускам.

Крекеры можно использовать без каких-либо добавок для перекусов.

Рецепт 7. Крекеры из кукурузной и рисовой муки

Ингредиенты:

- Кукурузная мука 100 г
- Рисовая мука 150 г
- Вода 100 мл
- Оливковое масло 50 мл
- Соль и специи по вкусу (куркума, базилик).

Приготовление:

- Просейте и смешайте оба вида муки.
- При постоянном помешивании добавьте воду, масло и специи. Перемешайте до получения однородной массы.
- Вымесите тесто, оберните его пленкой и поставьте в холодильник на 1 час.
- Чтобы тесто не прилипало к рабочей поверхности, можете смазать ее растительным маслом или посыпать мукой.
- Раскатайте из теста тонкие пласты и порежьте на ломтики необходимой величины.
- Разогрейте духовку до 180°C.
- На противне расстелите бумагу для выпечки и выложите заготовки.
- Выпекайте крекеры 15-20 минут пока они не станут золотистого цвета.

Время приготовления:

Замешивание теста — 15-20 минут

«Отдых для теста» — 1 час

Выпекание крекеров — 15-20 минут.

Использование крекеров:

Крекеры можно подавать к закускам, супам, вторым блюдам и чаю.

Крекеры можно использовать без каких-либо добавок для перекусов.

Рецепт 8. Картофельные крекеры

Ингредиенты:

- Вареный картофель 400 г
- Гречневая мука 100 г
- Соль по вкусу.

Приготовление:

- Разомните картофель до состояния пюре.
- Добавьте муку, соль и вымесите тесто.
- Расстелите бумагу для выпечки на рабочей поверхности, выложите на нее тесто, раскатайте тонкий пласт (возможно несколько пластов, в зависимости от величины противня) толщиной 4-5 мм и порежьте их на ломтики необходимой величины.
- Разогрейте духовку до 180°С.
- Переложите бумагу с заготовками на противень и выпекайте крекеры 10-15 минут с одной стороны, затем переверните на другую сторону и выпекайте еще 10-15 минут.

Время приготовления:
Замешивание теста — 15-20 минут
Выпекание крекеров — 20-30 минут.
Использование крекеров:
Крекеры можно подавать к закускам, супам, вторым блюдам и чаю.

Крекеры можно использовать без каких-либо добавок для перекусов.

Вернуться к Содержанию

Глава 17. Рецепты хлеба без глютена для хлебопечки

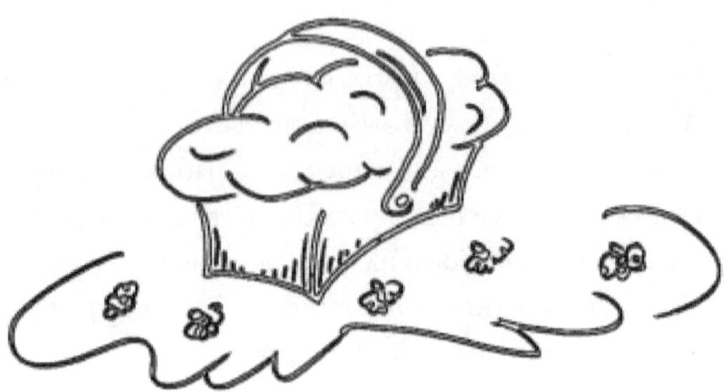

Рецепт 1. Классический рецепт

Ингредиенты:

- Мучная безглютеновая смесь 450 г
- Растительное масло (любое рафинированное) 5 ст.л.
- Теплая вода 250 мл (меньше или больше, в зависимости от консистенции теста)
- Сухие дрожжи без глютена 1,5 ч.л.
- Соль 1 ч.л.
- Коричневый сахар 2,5 ст.л.

Приготовление:

- В емкости хлебопечки растворите воду, сахар и дрожжи. Оставьте на 10-15 минут.
- Добавьте просеянную муку, масло и соль.
- Выберите Основной режим со средней корочкой и включите хлебопечку.

Использование хлеба:
Хлеб можно подавать к закускам, супам, вторым блюдам и чаю.
Хлеб можно использовать без каких-либо добавок для перекусов.

Рецепт 2. Испанский хлеб

Ингредиенты:

- Мучная безглютеновая смесь 500 г
- Теплая вода 300 мл (меньше или больше, в зависимости от консистенции теста)
- Маслины или оливки 100 г
- Сухие дрожжи без глютена 1,5 ч.л.
- Растительное масло (рафинированное) 2,5 ст.л.
- Коричневый сахар 3 ч.л.
- Соль 2 ч.л.

Приготовление:

- Выложите все ингредиенты в хлебопечку согласно инструкции вашего устройства. Обычно порядок бывает следующим: вода, масло, сахар, соль, мука, дрожжи.
- Выберите режим Белый хлеб или Основной с румяной корочкой и включите хлебопечку.
- После замешивания теста (после сигнала хлебопечки) добавьте в тесто порезанные мелкими ломтиками оливки или маслины.

Использование хлеба:

Хлеб можно подавать к закускам, супам и вторым блюдам.
Хлеб можно использовать без каких-либо добавок для перекусов.

Рецепт 3. Французский хлеб

Ингредиенты:

- Безглютеновая мучная смесь 500 г
- Теплая вода 300 мл (меньше или больше, в зависимости от консистенции теста)
- Сахар 3 ст.л.

- Соль 1,5 ч.л.
- Сухие дрожжи без глютена 2 ч.л.

Приготовление:

- Выложите все ингредиенты в емкость хлебопечки согласно инструкции вашего устройства. Не забудьте заранее просеять муку.
- Установите режим Французский хлеб (или Белый хлеб), цвет корочки средний.
- После того как хлеб приготовиться дайте ему хорошо остыть прямо в хлебопечке.

Использование хлеба:

Хлеб можно подавать к закускам, супам и вторым блюдам.

Хлеб можно использовать без каких-либо добавок для перекусов и для приготовления бутербродов.

Рецепт 4. Хлеб из пшенной и рисовой муки

Ингредиенты:

- Пшенная мука 250 г
- Мука из белого риса 250 г
- Теплая вода 300 г (меньше или больше, в зависимости от консистенции теста)
- Любая камедь 1 ч.л.
- Сухие дрожжи без глютена 2 ч.л.
- Коричневый сахар 2 ст.л.
- Соль 1 ч.л.

Приготовление:

- Выложите все ингредиенты в емкость хлебопечки согласно инструкции вашего устройства. Не забудьте заранее просеять муку.

- Установите Основной режим, цвет корочки средний.
- После того как хлеб приготовиться дайте ему хорошо остыть прямо в хлебопечке.

Использование хлеба:

Хлеб можно подавать к закускам, супам, вторым блюдам и чаю.

Хлеб можно использовать без каких-либо добавок для перекусов и для приготовления бутербродов.

Рецепт 5. Кукурузный хлеб

Ингредиенты:

- Кукурузная мука 300 г
- Кукурузный крахмал 200 г
- Теплая вода 300 мл (меньше или больше, в зависимости от консистенции теста)
- Сухие дрожжи без глютена 2,5 ч.л.
- Коричневый сахар 3 ст.л.
- Соль 1,5 ч.л.

Приготовление:

- Выложите все ингредиенты в емкость хлебопечки согласно инструкции вашего устройства. Не забудьте заранее просеять муку.
- Установите Основной режим (или, если есть режим Без глютена), цвет корочки средний.
- После того как раздастся сигнал, что тесто замешано, смажьте поверхность заготовки водой или растительным маслом.
- После того как хлеб приготовится достаньте его из хлебопечки и дайте остыть.

Использование хлеба:

Хлеб можно подавать к закускам, супам, вторым блюдам и чаю.

Хлеб можно использовать без каких-либо добавок для перекусов и для приготовления бутербродов.

Рецепт 6. Хлеб из гречневой и кукурузной муки

Ингредиенты:

- Гречневая мука 250 г
- Кукурузная мука 250 г
- Теплая вода 300 мл (меньше или больше, в зависимости от консистенции теста)
- Сухие дрожжи без глютена 1,5 ч.л.
- Растительное масло (рафинированное) 1,5 ст.л.
- Коричневый сахар 1 ст.л.
- Соль 1 ч.л.

Приготовление:

- Выложите все ингредиенты в емкость хлебопечки согласно инструкции вашего устройства. Не забудьте заранее просеять муку.
- Установите Основной режим (или, если есть режим Без глютена), цвет корочки средний.
- После того как раздастся сигнал, что тесто замешано, оцените консистенцию теста и при необходимости добавьте воду или муку.
- Смажьте поверхность заготовки водой.
- После того как хлеб приготовится дайте ему остыть прямо в хлебопечке.

Использование хлеба:

Хлеб можно подавать к закускам, супам, вторым блюдам и чаю.

Хлеб можно использовать без каких-либо добавок для перекусов и для приготовления бутербродов.

Рецепт 7. Медовый хлеб из соевой и рисовой муки

Ингредиенты:

- Соевая мука 200 г
- Рисовая мука 200 г
- Кукурузный крахмал 50 г
- Картофельный крахмал 50 г
- Теплая вода 200 мл (меньше или больше, в зависимости от консистенции теста)
- Сухие дрожжи без глютена 2 ч.л.
- Яйца 3 штуки
- Мед 50 мл
- Оливковое масло 50 мл
- Соль 1 ч.л.

Приготовление:

- Выложите все ингредиенты в емкость хлебопечки согласно инструкции вашего устройства. Не забудьте заранее просеять муку.
- Установите режим Сладкий хлеб (или, если есть режим Без глютена), цвет корочки средний.
- После того как раздастся сигнал, что тесто замешано, оцените консистенцию теста и при необходимости добавьте воду или муку.
- После того как хлеб приготовиться дайте ему остыть прямо в хлебопечке.

Использование хлеба:
Хлеб можно подавать к закускам, супам, вторым блюдам и чаю.

Хлеб можно использовать без каких-либо добавок для перекусов и для приготовления бутербродов.

Вернуться к Содержанию

Глава 18. Польза домашнего хлеба без глютена

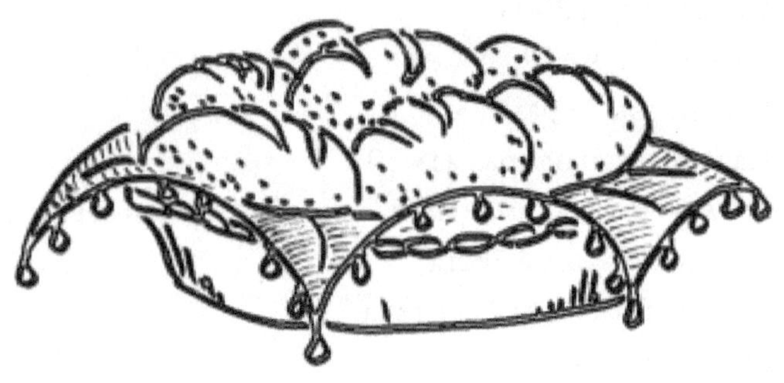

Домашний хлеб без глютена обладает всеми полезными качествами, входящих в его состав ингредиентов.

Домашний хлеб без глютена:

- Укрепляет иммунитет, насыщает энергией и повышает сопротивляемость организма инфекционным заболеваниям.
- Улучшает обмен веществ и способствует выводу из организма канцерогенов, токсинов и шлаков.
- Положительно влияет на работу желудочно-кишечного тракта, стимулирует процессы пищеварения и улучшает перистальтику кишечника.
- Благотворно влияет на сердечно-сосудистую систему, нормализует давление и предупреждает развитие атеросклероза.
- Тонизирует нервную систему, улучшает настроение, помогает быстрее справляться со стрессами, депрессиями и усталостью.
- Продлевает молодость, улучшает состояние кожи, волос и

ногтей.

*Для **информации**. Самый полезный домашний хлеб — без использования дрожжей. Но изредка себя можно и побаловать.*

Невозможно не упомянуть и о чисто бытовой пользе домашнего хлеба без глютена. Он позволяет сэкономить:

- **Деньги.** Готовый хлеб без глютена в магазинах стоит довольно дорого по сравнению с обыкновенным хлебом. Безглютеновый хлеб, приготовленный самостоятельно в домашних условиях, на порядок дешевле.

- **Время.** Из безглютенового хлеба можно быстро приготовить бутерброды на завтрак и использовать для перекусов в чистом виде без каких-либо добавок. Некоторые виды хлеба без глютена похожи на пироги с начинкой из орешков, сухофруктов и других полезных ингредиентов.

Радуйте себя и своих близких вкусными завтраками, обедами и ужинами с ароматным хлебом без глютена. Вкусный и полезный хлеб — это замечательный источник энергии, хорошего настроения и крепкого здоровья.

Приятного аппетита!

От автора

Спасибо, что обратили внимание на книгу.

Если она вам понравилась, не могли бы вы потратить немного времени и оставить отзыв. Благодарю вас,

Анна Бенке.

<u>Вернуться к Содержанию</u>

www.ingramcontent.com/pod-product-compliance
Lightning Source LLC
Chambersburg PA
CBHW020526160726

47992CB00005BA/2263